上海市中医药高层次人才引领计划
徐汇区科普创新项目（xhkp-HM-2023007）
吴昆仑浦东名家工作室（yy100018.15）
浦东新区中医高级师承人才培养项目（PDZY-2022-0603）

脂肪肝中医药调护百问百答

主审　郑培永

主编　李　莹　张　玮　陈逸云

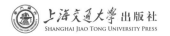

上海交通大学出版社
SHANGHAI JIAO TONG UNIVERSITY PRESS

内容提要

　　本书结合现代健康管理理念,参考中医体质学说,对脂肪肝患者进行言简意赅的中医药健康指导。以 100 个问答的方式向大众介绍了脂肪肝的诊断、治疗、调护等内容,提高人们对脂肪肝的认知,帮助人们养成健康的生活习惯,有助于脂肪肝患者改善临床症状、减轻体重、纠正糖脂代谢紊乱,促进疾病康复。本书适合脂肪肝患者及家属阅读。

图书在版编目(CIP)数据

　　脂肪肝中医药调护百问百答/李莹,张玮,陈逸云主编.—上海:上海交通大学出版社,2024.8—(名医讲堂).—ISBN 978-7-313-31087-3

　　Ⅰ.R259.755-44

　　中国国家版本馆 CIP 数据核字第 202416XR61 号

脂肪肝中医药调护百问百答
ZHIFANGGAN ZHONGYIYAO TIAOHU BAIWEN BAIDA

主　　编:李 莹 张 玮 陈逸云	
出版发行:上海交通大学出版社	地　　址:上海市番禺路 951 号
邮政编码:200030	电　　话:021-64071208
印　　制:上海文浩包装科技有限公司	经　　销:全国新华书店
开　　本:880mm×1230mm　1/32	印　　张:4.375
字　　数:100 千字	
版　　次:2024 年 8 月第 1 版	印　　次:2024 年 8 月第 1 次印刷
书　　号:ISBN 978-7-313-31087-3	
定　　价:58.00 元	

编委会

前　言

　　随着社会经济的持续发展,人口老龄化加剧,饮食结构发生了明显变化,我国脂肪肝发病率逐年上升,已成为严重危害国民健康的第一大慢性肝病。有研究显示,我国成人脂肪肝患病率介于12.5％～35.4％。脂肪肝是一种以脂肪在肝脏内堆积为主要特征的慢性代谢性疾病,能够引起心脑血管疾病,加重 2 型糖尿病,甚至进展成肝硬化和肝癌。脂肪肝根据发病原因可分为非酒精性脂肪肝和酒精性脂肪肝。非酒精性脂肪肝的发生与胰岛素抵抗、心血管疾病、代谢综合征等因素密切相关,酒精性脂肪肝则是因长期大量饮酒导致的肝脏损伤性疾病,其发生与酒精及其代谢产物对患者肝脏的损伤有关。

　　目前,非酒精性脂肪肝也是世界范围内慢性肝病最常见的原因。结合非酒精性脂肪肝发病机制以及病理过程,2020 年国际肝病专家组一致决定将非酒精性脂肪肝更名为代谢相关脂肪性肝病。代谢相关脂肪性肝病是一种常见的广谱肝损伤,涵盖了一系列肝脏疾病。据报道,全球代谢相关脂肪性肝病发病率从 6％到35％不等,在西方国家比东方国家更为普遍。在青壮年中,代谢相关脂肪性肝病男性患病率高于女性。代谢相关脂肪性肝病可以被认为是代谢综合征及其相关异常的一部分,包括身体质量指数升高、胰岛素抵抗、空腹血糖过高或糖尿病、收缩压升高、动脉粥样硬化性血脂异常和慢性肾脏疾病。代谢相关脂肪性肝病患者的主要死亡原因是心血管疾病,其次是肝外恶性肿瘤和肝脏相关并发症。因此,需提高人们对脂肪肝的认识,降低脂肪肝的远期风险。

现代医学认为,脂肪肝的治疗主要包括体重减轻、生活方式改变和可能的药物优化治疗。西医以对症治疗为主,包括减重、纠正不良生活方式、改善胰岛素抵抗等。在我国,中医辨证论治在治疗脂肪肝方面体现出了独特优势,显示出广阔的发展前景。中医从整体出发,针对具体病因病机,灵活施治,方法多样,临床疗效显著且安全性高,是目前治疗脂肪肝的一种有效方法。中医对脂肪肝的治疗,不限于内服方药,穴位埋线、针灸理疗、中药药膳、传统保健功法等干预手法对防治脂肪肝也有很好的临床疗效。

脂肪肝在中医学中一般归在"肝积""肥气""胁痛""痞满""肝癖""积聚""痰证"等病证范围。"饮食有节,起居有常,不妄作劳""法于阴阳,和于术数""无为惧惧,无为欣欣"……古人全面、精准的养生理念告诉后人,科学饮食、调畅情志、劳逸结合、作息有常、顺应四时、规避邪气的重要性,也更加丰富了现代健康管理内容。本书结合现代健康管理理念,参考中医体质学说,对脂肪肝患者进行言简意赅的中医健康指导,以问答的方式向大众进行科普宣教,提高人们对脂肪肝的认知,形成良好的生活方式,有助于改善脂肪肝患者的临床症状、减轻体重、纠正糖脂代谢紊乱、促进疾病康复。

上海中医药大学附属龙华医院

上海市名中医

王育群

目　录

第二篇 —— 代谢相关脂肪性肝病 / 031

第一篇

脂肪肝常见问题

1　什么是脂肪肝？脂肪肝有哪些症状？

　　脂肪肝是一种由多种原因（如饮酒、不良饮食习惯、药物、遗传等）引起的肝细胞内脂肪堆积过多的病变。当脂肪变性累及 1/3以上的肝细胞，或肝内蓄积脂肪含量超过肝脏重量的 5％～10％时，即称为脂肪肝。脂肪肝可从单纯的脂肪变性发展为脂肪性肝炎、肝纤维化、肝硬化，甚至肝癌。

　　脂肪肝起病隐匿，发病缓慢。轻度脂肪肝患者往往没有明显的不适症状，可仅有乏力的表现，多伴有肥胖或腹型肥胖。中重度脂肪肝患者可有恶心、腹胀、食欲减退、厌食油腻食物、肝区或上腹部隐痛胀满的表现。脂肪肝患者常会出现舌炎、口角炎、四肢麻木及感觉异常、皮肤瘀斑等表现，少数患者可有消化道出血、牙龈出血、鼻出血等症状。进展为肝硬化的患者可有腹水、电解质紊乱、下肢水肿等表现。

2　为什么患脂肪肝的人越来越多？

　　近年来，人们的生活方式有了明显改变。油炸、高糖、精细的食品具有高热量、低纤维的特点，导致人们摄入过多的能量；久坐少动的生活方式，使人们能量消耗减少，造成脂肪的过度堆积和分布异常；嗜酒、长期熬夜等不良生活习惯也会造成肝细胞的损伤，影响肝脏的代谢，使肝脏脂质沉积，导致脂肪肝的出现。2023 年，在我国一项对 1580 万成年人的真实世界研究中，超重人群的占比为 34.8％，肥胖人群占比也达到了 14.1％，超重和肥胖人数的增加也使得脂肪肝发病率明显升高。

3 **脂肪肝有哪些类型？**

脂肪肝主要可以分为：代谢相关脂肪性肝病［metabolic dysfunction-associated fatty liver disease, MAFLD；又名：代谢功能障碍相关脂肪性肝病（metabolic dysfunction-associated steatotic liver disease, MASLD）；曾用名：非酒精性脂肪肝（nonalcoholic fatty liver disease, NAFLD）］、酒精性脂肪肝及特殊类型脂肪肝。

1）代谢相关脂肪性肝病　多数 MAFLD 患者缺乏早期症状，大多数患者是在体检时才发现肝功能异常、肝脏影像学异常或代谢相关指标异常。

①通过肝活检、影像学、血清学诊断为成人脂肪肝；②超重、肥胖（亚洲人群 BMI＞23 kg/m^2）或合并 2 型糖尿病；③消瘦或体重正常的人群（亚洲人群 BMI＜23 kg/m^2）；④腹型肥胖：亚洲人男性腰围≥90 cm，女性腰围≥80 cm；⑤血压≥130/85 mmHg，或者已用药；⑥血浆甘油三酯≥1.6 mmol/L，或者已用药；⑦高密度脂蛋白：男性＜1.0 mmol/L，女性＜1.3 mmol/L，或者已用药；⑧糖尿病早期：空腹血糖 5.6～6.9 mmol/L，或餐后 2 小时血糖 7.8～11.1 mmol/L；⑨稳态模型评估的胰岛素抵抗指数≥2.5；⑩血浆超敏 C 反应蛋白＞2 mg/L。目前按照国际最新共识，满足①及②者，或满足①、③和④～⑩中任意 2 项者，即可诊断为 MAFLD。（见图 1）

2）酒精性脂肪肝　酒精性脂肪肝是指在长期过量饮酒的情况下，由乙醇及其有毒性的中间代谢产物引起的肝脏内脂肪合成与代谢失衡以及肝细胞功能的退化，从而导致肝脏脂肪变性的慢性肝脏疾病。

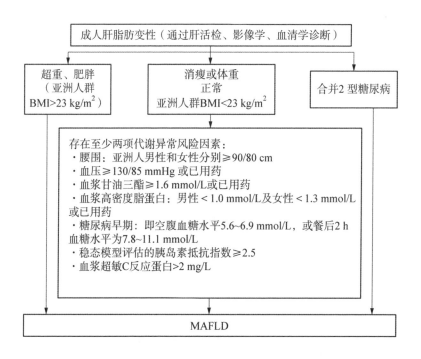

3）特殊类型脂肪肝　主要包括营养不良性脂肪肝、妊娠急性脂肪肝、药物性脂肪肝及其他感染或遗传等因素导致的脂肪肝。

4 **非酒精性脂肪肝、代谢相关脂肪性肝病、代谢功能障碍相关脂肪性肝病有区别吗？**

三种脂肪肝名称覆盖的患病人群差别并不大，非酒精性脂肪肝是指无肝脏脂肪变的继发病因（包括饮酒、丙型肝炎、肠外营养、致脂肪变性药物、脂肪营养不良、遗传性代谢病等）时出现的脂肪性肝病；与 NAFLD 相比，"代谢相关脂肪性肝病"与"代谢功能障碍相关性脂肪性肝病"这两个命名方式更强调了代谢功能障碍（如糖尿病、高脂血症等）在脂肪肝发病中的重要性。而且在疾病的诊断上，MAFLD、MASLD 更能预测肝脏和心血管疾病的不良结局，更加强调肥胖、糖尿病、代谢综合征的治疗对 MAFLD 患者的重要性。

5　脂肪肝会发生癌变吗？

　　如果不及时对脂肪肝进行科学有效的干预治疗，是有可能进展为肝癌的。脂肪在肝脏内大量堆积，会影响肝细胞的线粒体功能，导致肝细胞气球样变，进一步导致肝细胞的炎症及坏死。长期的胆管反应、高脂血症及高血糖等全身性因素、炎症刺激等可能激活星状细胞，肝纤维化增生，进而导致肝硬化。数据显示，脂肪性肝炎和脂肪肝的患者，平均会在 7.1 年和 14.3 年内病情恶化成肝纤维化，如不及时干预，肝纤维化可进展至肝癌。

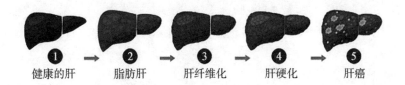

6　脂肪肝会遗传吗？

　　不会。

　　目前还没有证据支持脂肪肝具有遗传性。但脂肪肝人群有家族聚集性的特点，这可能与相似的饮食习惯及生活方式有关。近几年的遗传学研究发现，一些基因的变异可通过影响肝脏脂肪代谢导致脂肪肝的发生。

7 脂肪肝会传染吗？

不会。

很多人听说身边的人得了脂肪肝,甚至出现了肝功能不全、脂肪性肝炎,就会很恐惧,害怕自己会被传染。其实包括脂肪性肝炎在内的脂肪性肝病并没有传染性,不会通过接触、共同生活及遗传因素传播,所以不用担心。

8 脂肪肝可以预防吗？

可以。

肥胖或超重是脂肪肝的重要危险因素,所以预防脂肪肝首先要控制体重,防止肥胖或超重。日常生活中可以通过合理的膳食结构、适当的有氧运动、规律的饮食和睡眠等健康的生活方式来预防脂肪肝的发生。

合理膳食最基础也是最重要的就是要控制总热量的摄入。要注意适量增加膳食纤维、优质蛋白质的摄入,并控制糖分、脂肪及酒精的摄入。

运动以持之以恒的有氧运动为佳,因人而异,应选择合适自己的运动方式。四肢瘦弱的人可以适当增加力量训练。在日常生活中也应养成良好的运动习惯,例如步行代替乘坐电梯,短距离出行可骑自行车等。

避免暴饮暴食,一日三餐、规律进食。睡眠方面,一般建议每天保证 7 小时以上的充足睡眠,尽量在 23 点前入睡。中医学认为23 点到 3 点是肝、胆经主经时间,此时安卧有利于肝脏的代谢和修复功能的恢复。所以,保证睡眠质量也能保证肝脏功能正常。

9 脂肪肝能治愈吗?

能。

脂肪肝在早期阶段,通过去除诱因、调整饮食结构、增加锻炼等方式,再加上药物的干预,是可以治愈的。但如果不及时干预,进展到肝纤维化、肝硬化甚至肝癌阶段,治疗的难度就会明显增加。

10 脂肪肝有哪些危害? 会危及生命吗?

很多脂肪肝患者认为,得了脂肪肝,只要没有明显的不适症状,也不影响生活,就不需要就医。这种观点是不科学的。

脂肪在肝脏内大量堆积会影响肝细胞的正常代谢,可能造成肝功能反复异常、星状细胞活化、肝纤维化增生,进而导致肝硬化,甚至肝癌。另外,脂肪肝会导致全身代谢障碍,可能诱发高血压、冠心病等心脑血管疾病,加重 2 型糖尿病,还会影响人体的免疫功能。MAFLD 患者的主要死亡原因是心血管疾病,其次是肝外恶性肿瘤和肝脏相关并发症。由于支配肝脏的神经很少进入肝脏实质,导致肝脏疾病在早期阶段不会有明显的疼痛不适。当患者感觉到明显不适时,往往已经进入疾病的中晚期阶段,治疗难度会增加,预后较差。因此,脂肪肝患者需尽早就医,排查心血管疾病风险因素,积极干预,改善预后。

11 中医的"肝"和西医的"肝"有区别吗？

有区别。

中医的"肝"和西医的"肝"是不同的。中医认为肝主疏泄，主藏血，开窍于目，主筋，其华在爪，在志为怒，既涵盖了西医肝脏作为最大的代谢器官和消化腺所承担的消化功能，又包含了对精神情志的调节功能以及内分泌、代谢、生殖等功能。

西医认为肝脏是最大、功能最为复杂的消化腺，具有分泌胆汁，转化和代谢糖、蛋白质、脂肪的功能，可合成白蛋白、凝血因子、肝糖原等物质，并且含有数百种酶类，能够进行 500 种以上的生化反应，分解进入血液的各种毒素。西医将肝定位为消化、解毒、合成的重要器官。

12 中医是怎么认识脂肪肝的？

中医学中并无"脂肪肝"这一病名，依据病因病机、临床症状、疾病过程等，此病可归属于"肝积""肥气""胁痛""痞满""肝胀""积聚""痰证"等病证范围。《非酒精性脂肪性肝病中医诊疗专家共识意见》将非酒精性脂肪肝病名定为"肝癖""胁痛""积聚"。

中医认为脂肪肝的病因主要为饮食不节、劳逸失度、情志失调、久病体虚、禀赋不足等引起的肝体受损、气血失调。肝失疏泄，脾失健运，致水湿停聚，痰湿内蕴，化热生瘀，湿、痰、浊、热、瘀相互搏结，蕴结肝体。总之，其病机以肝、脾、肾功能失调为本，湿、痰、浊、热、瘀为标。

13 怎么发现脂肪肝？如何知道自己脂肪肝的严重程度？

轻度脂肪肝患者多无临床症状，或部分患者仅有乏力症状。很多脂肪肝人群是通过常规体检的腹部B超检查发现自己有脂肪肝的。而肥胖、饮酒、高脂血症等高危人群以及肝区不适、乏力、食欲不佳、不明原因肝损害的人群想要了解自己是否得了脂肪肝，可通过肝脏B超、上腹部CT或MRI、肝脏瞬时弹性成像及肝脏穿刺活检来明确。

目前临床上诊断脂肪肝和程度分级的常用方法有：肝脏B超、上腹部CT或MRI检查。

B超检查经济、方便、无辐射，是脂肪肝定性检查的首选，可根据肝脏实质回声的增强及肝内血管走行等情况将脂肪肝分为轻、中、重度三级。

上腹部CT可通过肝/脾CT值之比对脂肪肝进行半定量测定，脂肪含量越高，CT值越低。通常以肝/脾CT值比值≤1为诊断脂肪肝的标准，肝/脾CT值比值0.7~1为轻度，0.5~0.7为中度，≤0.5为重度。但CT检查具有一定的放射性，所以不作为脂肪肝的常规筛查。

MRI可以通过GE平台的非对称回波最小二乘估算法迭代水脂分离序列（iterative decomposition of water and fat with echo asymmetry and least-squares estimation quantitation sequence, IDEAL-IQ)测定肝脏的脂肪含量，从而判断脂肪肝的程度。正常：脂肪分量值<5%；轻度脂肪肝：5%≤脂肪分量值<33%；中度脂肪肝：33%≤脂肪分量值<66%；重度脂肪肝：脂肪分量值≥66%。

脂肪肝中医药调护百问百答

肝脏瞬时弹性成像是基于超声诊断对肝脏脂质沉积及肝纤维化程度进行的可量化的无创检测,稳定性较高,操作便捷。根据脂肪受控衰减参数(controlled attenuation parameter,CAP),脂肪肝分度如下:CAP<238 dB/m 为非脂肪肝,238 dB/m≤CAP<259 dB/m 为轻度脂肪肝,259 dB/m≤CAP<292 dB/m 为中度脂肪肝,CAP≥292 dB/m 为重度脂肪肝。

肝脏穿刺活检是诊断脂肪肝的"金标准",但因该检查手段具有一定的创伤性,在临床中难以广泛应用,多用于不明原因肝损伤患者的明确诊断。

14 脂肪肝一般需要做哪些检查? 需要空腹吗?

脂肪肝相关的常规检查项目有:肝功能、血脂、上腹部 B 超或肝脏弹性 B 超、上腹部 CT 或 MRI 等。

血脂、上腹部 B 超、CT 及 MRI 检查需要在患者空腹状态下进行,肝脏瞬时弹性成像不要求患者空腹。肝功能有两种检测手段:空腹状态下的肝功能检测法和非空腹状态下的干式肝功能检测法。肝功能检测法可检测的项目多,包含胆红素的分型、前白蛋白、乳酸脱氢酶等,但检测时间较长,患者可能检测当天看不到检测结果;干式肝功能检测法不要求空腹,检测项目相对少,但检测时间较短,很多医院在 2 小时之内就可以完成检测。

15 脂肪肝会引起肝功能异常吗?

会。

不少患者认为脂肪肝对身体不会造成损伤,不会影响肝功能,往往忽略了对肝功能的监测,延误疾病的治疗。部分脂肪肝患者会出现肝功能的损伤,脂肪肝造成的肝功能损伤常见的有谷丙转氨酶、谷草转氨酶、谷氨酰转移酶和胆红素升高。脂肪肝造成的肝功能损伤往往是轻度的,但也不是所有轻度的肝功能受损都是由脂肪肝造成的,需排除病毒性肝炎、自身免疫性肝病、药物性肝损伤等其他疾病的可能。

16 血糖升高会得脂肪肝吗?

会!

据数据统计,在 2 型糖尿病患者中有 3/4 的患者存在脂肪肝。脂肪肝患者若同时患有糖尿病,可使肝硬化发生率增加,可从 10％上升至 25％。胰岛素抵抗是 2 型糖尿病与脂肪肝合并存在的"共同土壤",可使脂肪组织脂解作用增强,进入肝脏游离脂肪酸升高,诱导氧化应激,进而损伤线粒体功能并引起肝细胞坏死和凋亡,促进脂肪性肝炎的发展。另外,慢性高血糖可诱导线粒体活性氧过量产生,导致内皮细胞损伤和凋亡,影响脂质代谢。因此,患有糖尿病或存在胰岛素抵抗的人群要尤其注意脂肪肝的监测,并积极控制血糖。

17 什么是高脂血症? 高脂血症对肝脏影响大吗?

高脂血症,医学上又称为血脂异常,通常指血浆中甘油三酯和(或)胆固醇升高,也包括低密度脂蛋白胆固醇的升高和高密度脂蛋白胆固醇的降低。

很多人以为得了脂肪肝,血脂也一定有异常。事实上,不是所有的脂肪肝患者血脂都高,也不是所有的高脂血症患者都会得脂肪肝。但高脂血症是脂肪肝的常见病因之一,当血液中的脂类过多,超过了肝脏的代谢能力,就会造成脂肪在肝内的堆积,引起脂肪肝。尤其是高甘油三酯的人群尤其要警惕脂肪肝的出现。有研究显示,至少2/3的高甘油三酯血症患者和1/3的高胆固醇血症患者存在脂肪肝。

18 血脂是越低越好吗?

不是。

很多人都知道血脂升高对身体是有危害的,高脂血症的人群也较容易患有心血管疾病、脂肪肝,但并不是说血脂越低越好。我们要了解一下什么是血脂? 血脂的作用有哪些?

血脂是血浆中的中性脂肪(甘油三酯)和类脂(磷脂、糖脂、固醇、类固醇)的总称。脂质为机体代谢提供能量,胆固醇还是许多重要活性物质如维生素 D、类固醇激素和胆汁酸的前体,同时参与细胞膜的形成,对人体来说是必须且重要的。血脂过低会导致人生长发育缓慢、抵抗力下降以及内分泌紊乱等,所以血脂并不是越低越好。

19 血脂常规检查指标有哪些? 需要空腹检测吗?

血脂本身不溶于水,必须与特殊的蛋白质——载脂蛋白结合,形成脂蛋白才能溶于血液,被运输至组织进行代谢。脂蛋白是脂类与蛋白质结合形成的复合物,主要由蛋白质、甘油三酯、磷脂、胆固醇及其他酯类组成,用电泳、超速离心法可分为乳糜微粒、极低密度脂蛋白、低密度脂蛋白、高密度脂蛋白。常规血脂检测指标有：总胆固醇（是各类载脂蛋白所含胆固醇的总和）、甘油三酯、高密度脂蛋白胆固醇、低密度脂蛋白胆固醇、极低密度脂蛋白、载脂蛋白 A1、载脂蛋白 B、非高密度脂蛋白胆固醇等。

无论有无血脂异常，餐后甘油三酯的水平都会较空腹状态下升高约 0.3 mmol/L。目前国内尚缺乏非空腹血脂诊断标准的流行病学证据，仍建议在空腹状态下进行血脂检测。

20 血脂都是"坏东西"吗？

不全是。

血脂并不都是"坏东西"，如：高密度脂蛋白与动脉粥样硬化性心血管疾病（atherosclerotic cardiovascular disease，ASCVD）呈负相关，可以起到保护心血管的作用，是"好的胆固醇"。也就是说，高密度脂蛋白越高，ASCVD 的发病风险越低。与之相对的，低密度脂蛋白与 ASCVD 的发病风险呈因果关系，也就是说，低密度脂蛋白胆固醇异常升高会提高动脉粥样硬化和心血管事件的发病风险，是"坏的胆固醇"，也是我们重点关注的血脂指标。

21 血脂的检测报告没有"箭头"就是正常的吗？

不一定。

有很多人认为，血脂的检测报告没有"箭头"就是正常的，这是错误的观点。血脂检测报告中数值后面的范围是参考范围，而不是正常范围。不同年龄阶段、不同身体状况的人群,血脂要求的标准不同。尤其是低密度脂蛋白,作为心血管疾病的高危因素,更要重视。针对不同的人群,低密度脂蛋白有三个标准:3.4 mmol/L、2.6 mmol/L、1.8 mmol/L。下面进行简单的人群分类介绍,具体情况建议专科就诊咨询。

(1) 如果您没有高血压、糖尿病、慢性肾病等慢性病,也没有得过心肌梗死、心绞痛、脑梗死等动脉硬化疾病,低密度脂蛋白胆固醇只要在 3.4 mmol/L 以下就可以了。

(2) 如果您是年龄大于 40 岁的糖尿病患者,或者有高血压、动脉硬化性斑块,但是以往没有得过心肌梗死、脑梗死等动脉硬化疾病,低密度脂蛋白应该控制在 2.6 mmol/L 以下。

(3) 如果您以往得过心绞痛、心肌梗死、脑梗死等心脑血管疾病,低密度脂蛋白就要求控制在 1.8 mmol/L 以下。

合并有高危风险因素的人群,如出现血脂异常,需至专科就诊咨询。

22 哪些人群容易得脂肪肝?

(1) 饮酒人群,酒精会诱发肝细胞损伤,破坏肝脏脂质稳态。

(2) 喜食荤菜、甜食、久坐、缺乏运动、肥胖或超重的人群,因热量摄入过多,消耗量少,导致脂肪过剩。

(3) 熬夜或伴有内分泌紊乱的人群,肝脏代谢功能下降。

(4) 高脂血症、节食减肥或纯素食者,容易出现脂质代谢紊乱和肝脏脂质沉积增加。

23 脂肪肝是胖人的专属疾病吗？瘦人和体重正常的人会得脂肪肝吗？

脂肪肝并不是胖人的专属疾病，瘦人和体重正常的人也会得脂肪肝。

只有肥胖人群才会得脂肪肝，这个说法是不正确的。随着现代人饮食结构的改变及"久坐少动"成为大多数人的生活方式，腹型肥胖、糖尿病、高血压、高脂血症等脂肪肝高危风险人群明显增多。另外，药物、营养不良、妊娠等都可能诱发脂肪肝。目前研究显示，在全球范围内，正常体重人群的脂肪肝患病率为 5％～26％，占该病例的 15％～50％。所以，即使是体重正常或偏瘦的人群，在合并代谢风险因素时，也要注意脂肪肝的筛查。

24 BMI 值越高，得脂肪肝的风险越高吗？

是。

BMI 是指身体质量指数，$BMI = 体重(kg) \div 身高^2(m^2)$。我国成年人 BMI 正常值在 $18.5～23.9\,kg/m^2$ 内，BMI 在 $24～28\,kg/m^2$ 为超重，$>28\,kg/m^2$ 为肥胖。多项研究已确认，肥胖是脂肪肝的独立危险因素。现有研究发现，与正常体重相比，肥胖导致脂肪肝的风险增加 3.5 倍；BMI 每升高 1 个单位，脂肪肝的相对风险增加 1.2 倍。

25 治疗脂肪肝一定要减肥吗？减肥是越快越好吗？

治疗脂肪肝一定要减肥，但减肥不是越快越好。

临床一般要求超重及肥胖的脂肪肝患者纠正不良生活方式，控制膳食总热量摄入，增加中等量的有氧运动，半年内至少减少5％的体重，最好减重10％及以上。此类患者尤其要注意减小腰围并防止体重反弹，才能有助于改善代谢紊乱，有利于脂肪性肝病的治疗。如果改变生活方式6～12月后，体重未能降低5％以上，建议使用药物干预辅助减重。

需要注意的是，减肥并不是越快越好。短期内快速减重的人，体内糖原储备不足，大量脂肪被分解，会引起血内游离脂肪酸大量增多，导致肝细胞的变性、坏死和炎症反应，反而会导致或加重肝脏的损伤。因此，减重并不是越快越好。一般建议超重或肥胖人群半年内减重5％～10％，这样就可能达到减轻肝脏脂肪浸润程度的目的。

26 瘦型脂肪肝患者或者体重正常的脂肪肝患者也需要减重吗？

是。

研究表明，从长远来看，非肥胖患者通过减轻体重缓解脂肪肝的效果更明显。对非肥胖型的脂肪肝患者来说，体重减轻5％～10％可能就有明显的疗效。相比肥胖型脂肪肝患者，非肥胖型患者的体重更容易维持在理想水平。

27 老年人更容易得脂肪肝吗？

是。

脂肪肝的患病率与年龄密切相关，年龄增长是脂肪性肝病、脂肪性肝炎和肝脏纤维化的危险因素之一。肝脏脂肪变性随年龄增加的原因可能与胰岛素抵抗增加和代谢综合征的发病有关。老年是肝脂肪变性的危险因素，且老年个体死亡率更高，进展为肝纤维化和肝细胞癌的可能性也更大。因此，老年人更要注意脂肪肝的筛查和规律监控。

28 男性比女性更容易得脂肪肝吗？

不一定。

关于性别对脂肪肝的影响，目前已有的流行病学数据结果不尽一致。有数据显示，在 50 岁前，男性脂肪肝的患病率高于女性；而在 50 岁之后，女性的患病率高于男性。这可能与 50 岁以上的女性雌激素水平下降、基础代谢降低有关。另外，男性中的饮酒人群比例较女性高，男性群体中酒精性脂肪肝的患病率较女性更高。

29 乙肝患者会合并脂肪肝吗？有什么危害？

会。

目前已有报道显示，乙肝患者的脂肪肝检出率在 14% ～ 76%。有研究表明，乙肝合并脂肪肝可加重肝脏的炎症损伤，加速肝纤维化的进程，增加肝癌的风险，同时降低抗病毒药物的疗效。

30 脂肪肝是吃出来的吗?

　　饮酒、过度饮食或喜食油腻和甜食的人的确更容易得脂肪肝,但是脂肪肝却不全是吃出来的。除了饮食不当以外,导致脂肪肝的原因主要有以下几点:①缺乏运动,部分人每日饮食摄入并不多,但因缺乏运动或体质原因,基础消耗较低,也会造成摄入热量相对过多,也容易导致脂肪肝的出现。②部分人群存在糖代谢异常,如胰岛素抵抗或患有糖尿病,会影响血脂的分解代谢。③长期熬夜的人肝脏代谢能力下降而诱发脂肪肝。④代谢因素以及部分药物相关的代谢功能紊乱等因素。所以说,脂肪肝并不仅仅与饮食因素有关。

31 为什么不吃油腻食物还会得脂肪肝?

　　虽然喜食油腻食物是脂肪肝的诱因之一,但并不是所有的脂肪肝都和进食油腻食物有关。饮酒、纯素食、运动量少、熬夜、反复节食减肥、长期服用特定药物(如他莫昔芬、胺碘酮、丙戊酸钠、甲氨蝶呤、糖皮质激素)等因素易导致脂质代谢障碍,都可诱发脂肪肝。清淡饮食固然重要,但进食油腻食物不是脂肪肝的唯一病因。

32 吃同样的食物,为什么有的人会得脂肪肝,有的人不会得?

　　每个人的基础消耗、糖脂代谢能力不同。当摄入相同的食物时,糖脂代谢功能强、基础消耗较高、运动量大的人群可以更好地消耗能量。这类人群不容易产生肝脏脂质的堆积,得脂肪肝的概率相对较小。男性、年轻、经常运动、体脂率低的人群基础代谢相对较高,女性、年老、久坐少动、体脂率高、腹型肥胖的人群基础代谢相对较低。

33 添加代糖的食物或饮料是安全健康的吗?

不是。

虽然代糖可能会降低能量的摄入,但是长期食用添加代糖的食物或饮料也会对身体健康造成影响。即使未超过规定的摄入量,代糖也有可能影响人的葡萄糖耐量及肠道菌群,对人体的代谢功能造成危害。长期食用人造甜味剂尤其是含有安赛蜜、阿斯巴甜的食物和饮料,发生癌症的风险也会增加。

34 长期饮酒会得脂肪肝吗?

会。

酒精进入人体后,主要在肝脏进行代谢,酒精(乙醇)不仅会导致甘油三酯在肝脏的沉积,也会造成肝细胞的损伤及凋亡等。当摄入的酒精(乙醇)超出肝脏本身的代谢能力后,可导致酒精性脂肪肝的发生,日久可导致肝脏纤维化、肝硬化的发生。值得注意的是,研究显示,女性酒精性脂肪肝患者更容易进展为肝硬化,即使她们已戒酒。

35 得了脂肪肝，吃得越少、锻炼强度越大越好吗？

不是。

很多脂肪肝患者都知道"管住嘴、迈开腿"的生活方式对自己是有益的。有一部分患者急于求成，想通过尽量少吃、加大锻炼强度等方式，快速改善肝脏的脂质沉积，但这是不可取的。过度节食可能会导致肝脏正常脂代谢需要的蛋白无法合成，脂肪转运出现障碍，进而加重脂肪肝。而强度大的运动可能会导致体内乳酸增加以及肝脏局部缺血、缺氧，反而加重肝脏的负担，进一步造成肝脏损害。因此，并不是吃得越少、锻炼的强度越大越好。适当控制饮食、合理运动才是最有利于身体健康的。

36 可以早上空腹锻炼吗？

可以，但要量力而行。

在身体耐受的情况下，可以早上空腹进行有氧运动。已有研究表明，空腹有氧运动短期内可高效降低体脂与骨骼肌的含量，改善脂代谢，对消除腰腹部等部位脂肪堆积、突破减脂平台期、治疗代谢相关脂肪性肝病及糖尿病等代谢类疾病具有一定优势。但长期的空腹运动相对于饭后运动并无明显优势。另外值得注意的是，空腹有氧运动也有可能导致低血糖、酮症酸中毒、高尿酸血症等疾病。因此，空腹运动应量力而行，如出现头晕、恶心不适，或痛风、尿酸升高等表现，应及时调整运动方式，避免对身体的进一步损害。

37　肥胖人群还能跑步吗?

很多体重基数较大的人群担心跑步、跳绳等运动会损伤膝关节或踝关节,因此减脂过程中不选择这些运动,但速度较低的散步又并不能达到很好的锻炼效果。一般我们建议肥胖人群可以在进行跑步、跳绳等有氧运动前进行卷腹、深蹲、平板支撑等无氧运动激发核心肌群,做好充分热身,在运动时佩戴护膝、护踝,尽量选择有缓冲作用的塑胶跑道进行运动,可以减少膝、踝关节的损伤。跑步速度应循序渐进,如出现关节肿胀疼痛,休息后不能好转,应及时至医院就诊。

38　肥胖伴有腰椎间盘突出的脂肪肝患者该如何运动?

肥胖人群,尤其是腹性肥胖的患者因身体重量分布不均匀,脊柱压力增加,更容易出现腰肌劳损、腰椎间盘突出等问题。这类患者锻炼时要注意加强腰部力量。在腰椎间盘突出急性发作期,应尽量卧床休息,避免损伤加重;在缓解期,双手叉腰倒走、游泳、平板支撑、仰卧蹬车等运动都可以起到锻炼腰部肌肉的作用,选择快走、慢跑运动时可佩戴腰托,减轻腰部压力。

39　通便药对脂肪肝患者有帮助吗?

不一定。

现在药店里有很多对通便药的宣传,称通便药可以排出身体中的毒素,有降脂减重的作用,但并不是所有的脂肪肝患者都适合使用通便药。通便药大多是以润肠通便的药物,如麻子仁、决明子、芦荟、番泻叶等为主要成分。因其可起到通便的效果,很多有便秘症状的脂肪肝患者会选择这类药物进行辅助。但中医认为便秘的成因有肠道实热、肠道气滞、脾肾阳虚、津亏血少等,单用润肠通便的药物并不能从根本上解决便秘的问题。长期使用通便药会导致药物依赖性或加重病因,甚至引起其他疾病。因此,便秘的脂肪肝患者不能一味地使用通便药作为治疗方法,应及时就医,查明病因,积极治疗。

40 他汀类降脂药对脂肪肝有作用吗?

部分脂肪肝的患者合并有高脂血症。因他汀类药物存在肝损伤的可能,让很多转氨酶升高的脂肪肝患者不敢服用他汀类药物。有研究发现,服用他汀类药物的非酒精性脂肪肝患者的谷丙转氨酶和谷草转氨酶较未服用他汀类药物的患者下降明显。因此,存在血脂异常需要服用他汀类药物的非酒精性脂肪肝患者可以服用他汀类药物,服药期间注意监测转氨酶,如转氨酶升高超过正常值上限的 3 倍以上,应当停用他汀类药物,考虑其他的治疗方案。

41 二甲双胍有减肥作用吗?

二甲双胍是目前治疗 2 型糖尿病的一线药物,随着临床应用证据的日渐丰富,二甲双胍在降糖以外的领域也取得了不错的效果。既往的研究发现,二甲双胍的减肥功效主要在于诱导"厌食激素"——生长与分化因子 15、促进 N-乳酰-苯丙氨酸的合成,发挥抑制食欲的作用,从而达到减重的效果。但目前二甲双胍尚未被推荐用于肥胖人群的减重,应当在医生的指导下进行使用,不可擅自服药。

42 中医有什么好方法治疗脂肪肝?

中医可通过辨证论治给予患者个性化治疗方案。根据患者的中医证型和病理特点,中医治法包括口服中药、中成药等内治法,以及穴位贴敷、穴位埋线、耳穴压豆、针灸、推拿等外治法,通过疏肝理气、健脾益气、利水化湿、活血化瘀等达到消脂护肝的目的。

43 可以服用其他脂肪肝患者推荐的"有效"的中药处方吗?

不可以。

现在很多脂肪肝患者都加入了"病友群",或者家人、朋友也有脂肪肝。有的病友会推荐自己认为有效的处方给其他人,这是不可行的。中医治疗强调辨证论治,处方因人而异,医生会根据患者的体质、症状、疾病情况,并结合地域、气候特点,为不同的患者制订个性化的治疗方案,即"同病异治"。目前常见的证型有痰湿蕴结、湿热内阻、肝郁脾虚等,治疗上对应化痰利湿、清热化湿、疏肝健脾等。不同的治疗方法,用药存在较大的差异。因此,不建议随便使用病友或网上推荐的中药处方,一定要去正规医院就诊,开具适合自己的处方。

44 吃了几周的感觉不错的中药处方可以长期吃下去吗?

不可以。

中医强调患者在疾病的不同阶段会有不同的证候特点，服药过程中证候也会发生变化。例如，部分脂肪肝患者前期表现为湿热蕴结，服用几周清热利湿的中药后热退。这时，患者可表现为以脾虚湿蕴为主要特点的证候。如果长时间服用清热利湿的中药，可能会损伤脾脏的阳气，更不利于疾病的治疗。因此，在服用中药过程中，患者要及时复诊，调整处方。

45 长期服用中药有什么不良反应吗？

一些人听说中药有一定的肝肾毒性，因此生病时害怕吃中药。其实绝大部分中药只要按照规定的煎服方法及有效剂量使用，就是安全的。某些中药的肝肾毒性与自身的肝肾损伤作用、中草药品种的混用、加工炮制方法不当、外源性有害物质污染、临床使用不合理、合并用药的相互作用、应用对象个体差异性有关。往往女性出现药物不良反应的比例较男性稍高。常见具有肝毒性的药物有首乌藤、关木通、马兜铃、何首乌、生附子、雷公藤、鸦胆子、补骨脂。在治疗中使用这些药物时，需定期监测肝肾功能，如出现损伤时可及时被发现。

46 穴位埋线是什么治疗方法？有什么注意事项吗？

穴位埋线是在中医经络理论的指导下，将羊肠线或其他可吸收线埋置于相应穴位中，持久、柔和地刺激穴位，从而疏通经络气血、改善代谢的一种治疗方法。现穴位埋线已广泛应用于减肥和脂肪肝的治疗中。穴位埋线操作不需要麻醉，也不需要切口。埋线所需材料是人体可以吸收的，不需要取线，经过一段时间，材料会被人体吸收分解，对身体没有不良影响。需要注意的是，埋线需避开女性月经期、妊娠期，需确定自己没有凝血异常或瘢痕体质，埋线时不要过饱或过饥。

47 适合脂肪肝人群的中医保健功法有哪些？

中医传统保健功法，多通过意识、运动、呼吸相结合，配合经络循行起终交结的规律进行训练。中医传统保健功法以柔和缓慢、圆活连贯、松紧结合、动静相兼、神与形合、气寓其中为特点，长期练习能让人神清气爽、体态安详，从而达到疏通经络、畅通气血、强身健体之效。

1）八段锦

（1）运动频率：每周不少于 5 天。

（2）运动强度：60％～70％最大心率（最大心率＝220－年龄，指人在最大运动能力状态下的最大心跳数）。

（3）运动时间：每天 30～40 分钟，为了促进减重或维持体质量，根据情况可适当延长时间。或每次运动至少持续 10 分钟，累计达到推荐时间也是可行的。

（4）运动方式说明：八段锦练习方法详见附录。运动前需要至少 5 分钟的轻度准备运动，运动后需要至少 5 分钟的低强度放松运动，全部计入运动规定时间。

2）太极拳

（1）运动频率：每周不少于 4 天。

（2）运动强度：60％～70％最大心率。建议开始阶段运动强度稍低，从 50％～60％最大心率开始，逐步递增至 60％～70％最大心率。

（3）运动时间：每天 30 分钟。为了促进减重或维持体质量，根据情况可适当延长时间或增加频率。

（4）运动方式说明：运动前需要至少 5 分钟的轻度准备运动，运动后需要至少 5 分钟的低强度放松运动。

3）五禽戏

（1）运动频率：每周不少于 5 天。

（2）运动强度：60%～70%最大心率，每天跟随伴奏乐练习五禽戏不少于 3 遍。

（3）运动时间：每天 35 分钟，练习时间段选择饭后 1～2 小时为宜。

（4）运动方式说明：运动前需要至少 5 分钟的轻度准备运动，运动后需要至少 5 分钟的低强度放松运动。

运动时应注意以下几点：①运动不过量。大量运动易造成关节损伤。②穿着适合的鞋子，以增加对脚部、踝关节、膝关节的保护。③尽量保持运动动作的准确性，不标准的运动动作会带来相反的后果。④重视运动前后的准备与放松训练。⑤运动场地的选择以平坦、硬度适中、场地开阔为主。⑥运动方式要适宜，建议遵循逐步适应、力所能及的原则。

需要注意的是，孕妇及合并高血压、心脏病、哮喘等内科基础疾病的患者请在医师指导下进行运动。无医师指导者不建议自行进行剧烈运动。

48 垂盆草有保肝作用，可以减肥吗？

垂盆草味甘、淡，性凉，有清热解毒、利湿退黄的作用。药理研究表明，垂盆草可以发挥下调谷丙转氨酶、谷草转氨酶、超氧化物歧化酶,抑制肝星状细胞的活化等作用,经常用在肝损伤、肝硬化患者的治疗中。但单味垂盆草对脂质代谢的作用并不大,临床应用时多与健脾利湿、清热利胆、降脂等药物合用治疗脂肪肝或肥胖。而且因其性凉,脾胃虚寒的患者不可长时间使用。

49 可以服用番泻叶减肥或治疗脂肪肝吗?

番泻叶经常出现在一些减肥产品中,因其具有通便利水的作用深受肥胖及脂肪肝人群的喜爱。但番泻叶性寒,脾胃虚寒的人慎用。而且有大量的临床数据及药理研究表明,长期使用番泻叶有引起胃肠道功能紊乱、诱发肠道黑变病、导致肠道肿瘤的风险,也有导致失眠、焦虑的可能。急性便秘时可少量使用番泻叶,不建议长期大量使用。

50 荷叶有减肥作用吗? 有不良反应吗?

荷叶味苦,性平,归肝、脾、胃经,有清暑化湿、升发清阳、凉血止血的作用。医学研究发现,荷叶中的荷叶碱可以分解脂肪、阻止脂肪吸收,黄酮苷、生物碱可以降低血脂,纤维成分可以帮助排便。因此,荷叶经常被用于脂肪肝、高脂血症人群的中药治疗。

但荷叶味苦,脾胃虚寒的患者要谨慎服用。如在服用荷叶后出现腹痛、腹泻等症状时,应立即停止使用。另外,中药的治疗讲究配伍,不建议长期单独使用荷叶降脂减肥。

51 决明子有降脂减重作用吗？每个人都可以吃吗？

决明子味苦、性寒，有清肝明目、润肠通便的作用，药理研究发现决明子中含有蒽醌类物质、决明子苷、萘并吡喃酮等成分，具有调控血脂、抗氧化、抗肝毒性、调节肠道的功能，经常用在脂肪肝、高脂血症的患者治疗中。因其具有一定的导泻作用，很多人服用决明子后大便的量和次数会增多。因此，不少人都用它来治疗便秘或者降脂减肥。但决明子性寒，脾胃虚寒、气血不足的人群及孕妇忌单味药服用，而且其含有的大黄酚、大黄素等成分，长期应用会导致肠道病变。

52 桑叶对降脂减重有好处吗？

桑叶味甘、苦，性寒，具有疏散风热、清肺润燥、清肝明目的功效。现代医学研究发现，桑叶中含有的槲皮素、咖啡酸、羟基黄素、桑叶多糖等成分，可以抑制脂肪的生成，降低血清胆固醇和血脂的水平，可以用于降脂减重。桑叶也是性寒之品，孕妇、脾胃虚寒、气血不足的人群忌单味药服用。

53 喝茶可以减肥吗？喝哪种茶效果最好？

很多肥胖患者日常喜欢喝可乐、奶茶等高糖饮品，在就诊时，经常会被医生告知不要饮用高糖饮品，平日可以喝茶。茶叶中含有的茶多酚、儿茶素类物质可以抑制胆固醇的吸收、促进胆固醇分解。而且茶叶中的咖啡因能刺激肝脏分泌胆汁酸，从而促进胆固醇的分解和排泄,对脂肪肝、高脂血症、肥胖患者都有益处。

应该喝哪种茶才更有助于减肥呢?有茶学专家对几类茶叶的成分进行分析后认为,在减肥作用上,乌龙茶>普洱茶>红茶>绿茶。全发酵的普洱茶、红茶以及半发酵的乌龙茶,比未发酵的绿茶具有更显著的降脂减肥功效。每天饮用3~5杯茶为宜。

54 有安全无害的"减肥神药"吗?

近几年司美格鲁肽在"减肥圈"爆火,让原本作为降糖药的它"一药难求"。虽然司美格鲁肽尚未在国内获批用于减重,但因为它减重效果显著,仍有很多不是糖尿病的肥胖人群在使用它。那这个"减肥神药"安全吗?它有什么不良反应吗?

司美格鲁肽减重的机制主要是因为它可以激活胰高血糖素样肽-1(glucagon-like peptide-1,GLP-1)在胃肠道发挥作用,达到促进胰岛素分泌、降低血糖、减缓胃排空的速度、提升饱腹感。司美格鲁肽最常见的不良反应是恶心、腹泻、腹痛、食欲下降、胃痛、呕吐、便秘等胃肠道反应,还会造成肌肉和骨质的流失、面容衰老,甚至还有肠梗阻,也可能提高抑郁症的发病率及自杀风险。还有一点值得注意的是,如果不及时改善生活方式,在司美格鲁肽停药后,体重很容易出现反弹。因此,在用司美格鲁肽前需要经过专科医生评估。

第二篇

代谢相关脂肪性肝病

55 胖人为什么会更容易得代谢相关脂肪性肝病?

肥胖可导致身体代谢异常。胖人多合并胰岛素抵抗,葡萄糖不能充分利用,过剩的葡萄糖会刺激胰岛细胞分泌大量的胰岛素,肝脏在胰岛的作用下会以葡萄糖和脂肪酸为原料合成大量的甘油三酯,诱发脂肪肝。而且,腹部脂肪输送至肝脏的脂肪酸增加,当肝脏内合成的甘油三酯超出肝脏的代谢能力,就会导致甘油三酯在肝内堆积形成脂肪肝。因此,胖人更容易得 MAFLD。值得注意的是,肥胖人群也更容易发生严重肝脂肪变性和肝纤维化。

56 哪些代谢相关脂肪性肝病患者需要积极治疗?

(1)出现脂肪型肝炎、肝功能受损的患者。肝脏持续炎症状态会促进肝纤维化的形成,当出现肝功能受损时需及时治疗,避免疾病进展。

(2)合并高血压、动脉斑块、高脂血症、糖尿病等风险因素的患者。MAFLD 患者的重要死因是心肌梗死、脑梗死等急性心血管疾病,如果自身是心血管疾病高危人群,又合并有 MAFLD,应及时就诊。这类人群在治疗 MAFLD 的同时,还需监测心血管疾病的风险因素。

(3)腹型肥胖的患者。这类患者更容易堆积内脏脂肪,心血管疾病的风险也相对较高,应当引起重视。

(4)调整生活方式后病情仍未好转的患者。通过 3~6 个月的生活方式调整,体重没有减轻、腰围没有变小的患者应当就医,适当予以药物辅助治疗。

57 代谢相关脂肪性肝病有特效治疗药物吗？

没有。

现代医学尚没有治疗 MAFLD 的特效药。目前主要的治疗手段是改善生活方式，包括调整饮食结构、增加体育锻炼等，以及对有肝损害的脂肪型肝炎患者进行及时的保肝治疗。如生活方式调整后，疾病状况未发生改变，可选择性地使用调节脂质代谢的药物或胰岛素增敏剂等进行治疗，但至今尚未有特异性的药物治疗该疾病。中医药在 MAFLD 的治疗上疗效确切，医生可根据患者症状辨证论治，通过口服中药及针灸可改善肝脏脂质代谢，达到减重、消脂的目的。

58 代谢相关脂肪性肝病患者需要吃保肝药吗？

视疾病情况而定。

MAFLD 的病情进展是连续的，早期肝脂肪变性可进展为脂肪性肝炎，如不及时干预可能进展到脂肪性肝硬化，甚至肝癌。很多人在疾病早期肝功能是正常的，此阶段不需要吃保肝药，但可以通过治疗原发疾病（如糖尿病、高血压、高脂血症）、减重、调整生活方式等进行干预，也可以通过中医药治疗改善脂质代谢，以阻断或逆转脂肪性肝病的进展。当患者出现肝功能异常，或者疾病进展到脂肪性肝炎、脂肪性肝硬化阶段，应及时就医进行保肝治疗。

59 代谢相关脂肪性肝病患者出现肝功能异常可以服用哪些药物？

目前尚没有治疗代谢相关脂肪性肝病的药物，当 MAFLD 患者出现肝功能异常时，可以选用抗炎保肝类药物（如甘草酸苷制剂）、保肝降酶类药物（如水飞蓟素、双环醇）、促进肝细胞修复类药物（如多烯磷脂酰胆碱）进行治疗，但这些药物并不会改善肝脏的脂质沉积及肝脏组织学改变。患者在药物治疗的同时，仍需调整生活方式，通过适量运动、控制饮食等方式增加脂质代谢，减少脂质沉积对肝细胞的损伤。

另外，中医可针对患者脾虚、肝郁、湿阻、痰凝、气虚等不同的病理特点进行辨证论治，给予健脾、疏肝、燥湿化痰、益气、健脾利湿、降浊类药物改善肝脏的脂质代谢，减轻肝脏炎症。

60 代谢相关脂肪性肝病患者出现肝纤维化或肝硬化后应该如何治疗？

目前西医尚没有治疗肝纤维化、肝硬化的药物。通过针对 MAFLD 基础病因的治疗，如生活方式干预，控制血糖、血压和血脂，降低体重等，均有助于改善病情。但这些干预方法在肝硬化阶段的临床疗效有一定的局限性，不是所有的患者都能从这些治疗中获益。所以，患者出现肝纤维化或肝硬化后也可以通过中医药来进行抗肝纤维化治疗。中医辨证施治的临床研究显示，复方中药具有较好的抗炎、抗纤维化作用；部分中成药制剂，如扶正化瘀胶囊、复方鳖甲软肝片、安络化纤丸、大黄䗪虫丸等亦有抗纤维化作用。以上药物建议在专科医生指导下使用。

61 代谢相关脂肪性肝病患者出现肝纤维化或肝硬化后应该如何调控饮食？

现有研究表明，MAFLD 相关肝纤维化的患者通过均衡膳食、减少热量摄入及增加运动等生活方式的改善，减重 10％以上可减轻肝纤维化程度。但受肝脏本身功能受损、食欲减退、营养摄入不足、肠道菌群紊乱等因素的影响，部分肝硬化患者会出现营养不良。极低热量饮食也会造成肝细胞进一步的损伤，加重营养不良的发生。因此，不建议出现肝纤维化或肝硬化的 MAFLD 患者选择极低热量的饮食模式。在控制总热量的基础上保证蛋白质及氨基酸类的摄入，建议每千克体重摄入 1.2～1.5 g 蛋白质，保证肝脏的能量供应，减少肝脏损害。

另外，需要注意的是，部分肝硬化患者晚期会出现食管-胃底静脉曲张，有一定出血风险，应当禁酒及禁食酒精的饮品，并避免食用粗糙坚硬食物、产气食物和辛辣刺激食物，如带刺的鱼类食物、坚果类食物、豆类食物及辣椒等。多用蒸煮的方式烹调食物，少食多餐，减少食物对胃的刺激，降低出血风险。

62 哪些食物适合代谢相关脂肪性肝病患者？

《黄帝内经·素问》中记载："五谷为养，五果为助，五畜为益，五菜为充，气味合而服之，以补精益气。"这是古人饮食养生的基本原则，结合 MAFLD 疾病特点，根据具体中医体质分类建议：

1）平和质患者　适当多吃五谷杂粮、蔬菜瓜果，少食油腻及辛辣之物,不宜过食生冷。

2）气虚质患者　适当多食黄豆、白扁豆、鸡肉、大枣、桂圆、蜂蜜等具有益气健脾作用的食物,少食空心菜、萝卜等耗气的食物。

3）阳虚质患者　适宜吃甘温益气的食物,如牛肉、羊肉、鸡肉、鳝鱼、韭菜、蒜黄、黄豆芽、茴香、桂皮等。少吃黄瓜、梨、西瓜、冰激凌等生冷寒凉的食物。

4）阴虚质患者　适宜吃黑芝麻、黑大豆、兔肉、鸭肉、百合、豆腐、银耳、木耳、燕窝、甲鱼、牡蛎肉、荸荠、梨、桑椹、柿子、甘蔗等具有滋阴作用的食物,少吃羊肉、狗肉、辣椒等性温燥热之品。

5）气郁质患者　可多食小麦、高粱、佛手、萝卜、黄花菜、海带、橘子、柚子、葱、蒜等,避免在睡前饮茶、咖啡等提神醒脑之品。

6）痰湿质患者　适宜吃健脾利湿类食物,如薏苡仁、小米、玉米、扁豆、荷叶、山药等,少吃辣椒、胡椒等辛辣刺激食物,以免助湿生热。

7）湿热质患者　适宜吃清热利湿类食物,如赤小豆、绿豆、空心菜、芹菜、黄瓜、丝瓜、冬瓜、藕、西瓜等甘寒、甘平的食物,还可以适当饮绿茶、花茶等。少食蜂蜜等甘酸滋腻之品,及火锅、烧烤等,应戒烟酒。

8）血瘀质患者　适宜吃黑豆、黄豆、红糖、茄子、海带、紫菜、萝卜、木瓜、橘子、山楂等行气活血散结的食物,避免油炸食物及冷饮。

63 代谢相关脂肪性肝病患者适合轻断食吗?

MAFLD 患者,除了有禁忌证的患者,大多数人可通过轻断食获益。已有数据证实,MAFLD 患者通过轻断食可在较短时间内

（4～12周）实现快速减重和改善血脂异常。但对于肝脏脂肪含量和组织学，尤其是炎症及纤维化评分的改善尚需要更多的研究证实。

轻断食禁忌人群：贫血、低血压、易低血糖等体质虚弱的人群，孕产妇，肿瘤患者，体重消瘦、营养不良的人群，严重心血管疾病、精神障碍、慢性感染疾病的人群。

64 不吃主食就可以治疗代谢相关脂肪性肝病吗？

这种观点是错误的。

米、面等主食中主要含有碳水化合物、膳食纤维和维生素B族。身体能量的主要来源是碳水化合物，摄入不足时，肝糖原储备不足，反而会加重肝脏损害。而且人体会分解一部分蛋白质和脂肪作为能量来源，减脂的同时会造成蛋白质的分解，导致身体肌肉的流失，反而会降低基础代谢，减脂会更为困难。另外，蛋白质、脂肪分解可能使尿素、酮酸增加，加重肝肾的负担。女性不吃主食也容易出现月经不调、脱发等情况。因此，合理摄入碳水、调整饮食结构才能真正对MAFLD患者有益。

65 多吃水果对代谢相关脂肪性肝病患者有益吗？

否。

虽然水果中富含多种维生素、纤维素和矿物质等有益于身体健康的成分，但是水果并非吃得越多对身体越好。因为水果中含有一定量的糖类，热量并不低，长期过多进食可导致血糖、血脂升高，代谢紊乱，甚至诱发肥胖，反而会加重MAFLD的程度。我们应时刻考虑膳食热量过剩可能对健康带来的危害,应尽可能选用柑橘、梨等含糖量低的水果,且量不能太多。必要时可以用萝卜、黄瓜、西红柿等蔬菜代替水果。两餐之间饥饿时可少量进食水果,以减少正餐进食量。

66 代谢相关脂肪性肝病患者多吃坚果有益吗?

视疾病情况而定。

坚果中富含抗氧化剂、维生素 E、ω-3 脂肪酸等,适量食用可以减轻身体炎症反应,抗氧化,促进肝细胞再生,对 MAFLD 患者有益。但坚果中的油脂含量也较高,过量食用会导致血脂升高,加重 MAFLD 的程度。如果 MAFLD 患者到了肝硬化失代偿期阶段,可能存在食管-胃底静脉曲张,吃坚果时咀嚼不充分,可能会引起消化道出血。因此,肝硬化失代偿期的患者应尽量避免吃坚果。

67 代谢相关脂肪性肝病患者出现肝功能异常时需要吃补品吗?

不需要。

有的 MAFLD 患者出现肝功能异常时认为需要吃海参、人参、黄芪等补品或大鱼大肉等"营养丰富"的食物来促进肝脏的恢复,这是不科学的。出现肝功能异常时,适合吃低脂肪、富含优质蛋白、容易消化的食物,如奶制品、清蒸鱼、鸡蛋、新鲜蔬菜等,肥甘厚腻的补品反而会加重肝脏负担,不利于身体恢复。

68 什么生活方式更适合代谢相关脂肪性肝病患者？

1) 适当控制饮食摄入量,调整膳食结构 MAFLD 患者的饮食以清淡、高蛋白、低脂肪、适量碳水为原则。适当控制膳食热量摄入,对超重、肥胖以及近期体重明显增加的患者,建议每日减少 2 092～4 184 kJ（500～1 000 kcal）热量。调整膳食结构,建议摄入适量脂肪和碳水化合物的平衡膳食,限制含糖饮料、糕点和深加工精制食品,增加全谷类食物、ω-3 脂肪酸以及膳食纤维摄入。一日三餐定时、适量,严格控制晚餐的热量和晚餐后进食行为。《中国居民膳食指南（2022）》提出平衡膳食的准则:食物多样,合理搭配;吃动平衡,健康体重;多吃蔬菜、奶类、全谷、大豆;适量吃鱼、禽、蛋、瘦肉;少盐少油,控糖限酒;规律进餐,足量饮水。建议 MAFLD 患者增加膳食纤维的摄入量,每天达到 40 g 左右,增加维生素及矿物质的摄入量,并控制钠盐的摄入,每天摄入钠盐限制在 6 g 以下;少吃甜食、多食新鲜蔬菜;少吃油煎食物,每天摄入食用油限制在 25～30 g;不吃夜宵;少量食肉,不吃动物内脏、动物皮肤、肥肉等脂肪含量高的食物;多食五谷杂粮,不暴饮暴食,戒酒,戒饮料（包括代糖饮料）,可以适当饮用咖啡。

2) 运动调护 避免久坐少动,建议根据患者兴趣并以能够坚持为原则,选择体育锻炼方式,增加骨骼肌质量并防治肌少症。例如:每天坚持中等量有氧运动 30 分钟,每周 5 次。或者每天高强度有氧运动 20 分钟,每周 3 次,同时做 8～10 组抗阻训练,每周 2 次。为达到减重降脂的目的,运动干预原则上都应安排在空腹或餐后 1 小时以后进行,餐后立即运动不利于食物的消化。每次运动前后都要做 5～10 分钟的热身及整理运动。

如果运动过程中出现胸闷、大汗淋漓等不适,应立即停止运动。

表1　10分钟运动消耗热量表

项目	强度	66 kg 男性能量消耗量[kcal/(标准体重·10 min)]	56 kg 女性能量消耗量[kcal/(标准体重·10 min)]
步行	慢速(3 km/h)	27.5	23.3
	中速(5 km/h)	38.5	32.7
	快速(5.5~6 km/h)	44.0	37.3
跑步	走跑结合(慢跑成分不超过 10 min)	66.0	56.0
	慢跑	77.0	65.3
	9 km/h	110.0	93.3
自行车	12~16(km/h)	44.0	37.3
篮球	一般	66.0	56.0
	比赛	77.0	65.3
羽毛球	一般	49.5	42.0
	比赛	77.0	65.3
足球	一般	77.0	65.3
	比赛	110.0	93.3
跳绳	慢速	88.0	74.7
	中速	110.0	93.3
游泳	自由泳	88.0	74.7
	蛙泳	110.0	93.3
	蝶泳	121.0	102.7

项目	强度	66 kg 男性能量消耗量［kcal/(标准体重·10 min)］	56 kg 女性能量消耗量［kcal/(标准体重·10 min)］
俯卧撑	中	49.5	42.0
瑜伽	中	44.0	37.3

（该数据来源于《中国居民营养膳食指南（2016）》）

备注：八段锦练习 60 分钟约消耗 270 kcal 热量（最大热量燃烧 358 kcal、最小热量燃烧 210 kcal）。广播体操练习 60 分钟，60 kg 体重者约消耗 400 kcal 热量，50 kg 体重者约消耗 330 kcal 热量。

69 怎么判断自己的体质？

可以根据体形及症状大概判断自己的体质类型，也可通过舌脉仪辅助判断。部分人群的体质可兼有两种或多种类型。

1）平和质　最健康、稳定的体质。表现为头发稠密有光泽，目光有神，鼻色明润，嗅觉通利，味觉正常，唇色红润，精力充沛，不易疲劳，耐受寒热，睡眠安和，胃口良好，两便正常，舌色淡红，苔薄白。

2）气虚质　形体特征为肌肉松软不实。常表现为平素语音低弱，气短懒言，容易疲乏，精神不振，易出汗，头晕，健忘，面色萎黄或淡白，目光少神，口淡，唇色少华，毛发不荣，舌淡红胖嫩、边有齿痕。

3）阳虚质　形体特征为怕冷、软松不实。常表现为面色㿠白、精神不振、手足不温、喜热饮食，脘腹冷痛、得温则舒，小便清长、大便溏泻，舌质淡胖嫩，苔白，脉沉迟或细弱无力。

4）阴虚质 形体偏瘦。常表现为手足心热，口燥咽干，喜冷饮，易盗汗，大便干燥，女性月经量少，舌红少津，脉细数。

5）气郁质 形体特征为忧郁面貌。常表现为精神忧郁，闷闷不乐，唉声叹气，食欲及睡眠质量较差，有时乳房胀痛，或咽喉间有如梅核大小的异物感，或胸胁部胀满，或身体疼痛走窜，或记忆力减退，或嗳气呃逆，或大便偏干等，口苦，舌边红。

6）痰湿质 形体特征为体形肥胖、腹部肥满松软。常表现为面部皮肤油脂较多，多汗且黏，痰多，或面色淡黄而暗，口黏腻或甜，身重不爽，容易困倦，小便不多或微浑，大便正常或不成形，舌体胖大，舌苔白腻。

7）湿热质 常表现为面部油光，易生痤疮，口苦、口干、口臭，身重困倦，心烦懈怠，眼筋红赤，小便短赤，大便燥结或臭秽且黏滞，男性阴囊潮湿，女性带下量多味大，舌质偏红，苔黄腻。

8）血瘀质 常表现为面色晦暗，易生结节，有固定部位的刺痛感，纳呆，胸脘痞闷，女性月经量少色暗或有血块、痛经，舌质淡暗有瘀斑、苔腻。

70 不同体质的代谢相关脂肪性肝病患者适合哪些食疗药膳？

不同体质的患者可参照表 2 制作日常药膳，有利于症状及体质的改善。

表 2　代谢相关脂肪性肝病的药膳疗法

药膳	做法	功效
黄芪鸡肉汤	将鸡肉 200 g 去皮,切成一般大小薄片,撒上盐与胡椒、淀粉备用;豌豆荚 20 g 去筋;香菇 3 朵泡发,去蒂;胡葱 3 根与生姜 5 片切末;锅中注入 6 杯开水,加入生姜、黄芪 10 g 和加工好的鸡肉,煮约 3 分钟,依序加入香菇、豌豆荚、胡葱煮 1 分钟,再用胡椒、味精、芝麻油并酱油调味即可。	润泽皮肤
党参茯苓鸡	母鸡 1 只,宰鸡,去毛、内脏,在鸡腹内放入党参 50 g,白术、茯苓各 15 g,砂仁 3 g,蔻仁、生姜各 9 g,放在砂锅内。锅内加适量水炖至鸡肉熟透,弃药渣,加食盐、味精调味即可。	健脾和胃,补肾益精
山药粥	将山药 30 g 和粳米 180 g 一起入锅,加清水适量煮粥,煮熟即成。此粥可在每日晚餐时食用。	补中益气,益肺固精,强身健体
赤豆蒸鲤鱼	将活鲤鱼 1 条(约 800 g)去鳞、鳃、内脏;将赤小豆 50 g,陈皮 10 g,草果 6 g 填入鱼腹,放入盘内,加适量料酒、生姜、葱段、胡椒,食盐少许,上笼蒸熟即成。	健脾除湿,化痰
加味绿豆粥	将绿豆 50 g,薏苡仁 30 g,杏仁 10 g,粳米 100 g 洗净后同放入锅中,加水煮成粥即可食用。	清热利湿,宣通三焦
小麦大枣橘皮茶	将浮小麦 30 g,大枣 6 枚,橘皮 10 g,生甘草 3 g 用开水冲泡,或放入水中煎煮 10 分钟,代茶饮。	理气疏肝,健脾宁心
山楂红糖汤	将山楂 10 枚,冲洗干净,去核,打碎,放入锅中,加清水煮约 20 分钟,调以红糖进食。	活血散瘀,行气止痛
桃仁粥	先把桃仁 30 g 捣烂如泥,加水研汁,去渣,放入粳米 100 g 煮为稀粥,即可服食。分 2 次食用,每周 2~3 次。	

71 适合自己体质的代茶饮有哪些?

代茶饮常用的中药有:玫瑰花、薄荷、金银花、山楂、绞股蓝、菊花、荷叶、茵陈、决明子、薏苡仁等。根据患者的不同症状,选择合适的药物配比,如湿热质可选用山楂 10 g、绞股蓝 15 g、菊花 10 g、决明子 15 g、薏苡仁 15 g 代茶饮。痰湿质合并血瘀质可选用太子参 10 g、葛根 10 g、茵陈 10 g、丹参 10 g、荷叶 10 g、金银花 10 g、玫瑰花 6 g、山楂 15 g、鸡骨草 15 g 代茶饮。气虚质合并痰湿质可以用苍术 6 g、生黄芪 5 g、陈皮 6 g、生山楂 5 g、泽泻 5 g 代茶饮。气郁质可选择浮小麦 30 g、大枣 6 枚、橘皮 10 g、生甘草 3 g 代茶饮。

代茶饮的中药可放入一次性无纺布制成的茶包中,300～500 ml 开水浸泡,晾至常温后服用,1 包/次,3 次/天。

72 如何按体质选择运动方式?

1) 气虚质患者 适合从慢走、瑜伽、太极拳、八段锦等柔缓的运动开始,慢慢加量,切忌运动过度、大汗淋漓。明显汗出会耗气,加重气虚质人群乏力气短的症状。运动后静坐冥想有一定的益气作用。

2) 阳虚质患者 与气虚质人群相似,尤其要注意避风寒,尽量在阳光充足的环境下进行运动。

3) 阴虚质患者 注重调养肝肾功能,适合八段锦、太极拳、瑜伽、冥想等舒缓的运动。

4) 气郁质患者 避免独自在家,适合参加在户外与他人合作参与的运动,例如羽毛球、乒乓球、广场舞等,有助于调畅气机。

5）痰湿质患者　适合慢跑、跳操、爬山等有氧运动,以及深蹲、仰卧起坐、俯卧撑等无氧运动。微汗出,可助痰湿排出。

6）湿热质患者　适合中长跑、爬山、跳操、游泳等较大强度的有氧运动,搭配仰卧起坐、俯卧撑等无氧运动。

7）血瘀质患者　适合跳舞、跑步、爬山、太极拳、八段锦等运动,强度不宜过大,锻炼要持之以恒,有益于活血化瘀。

73　代谢相关脂肪性肝病患者日常适合做哪些穴位保健?

MAFLD 患者,可以根据不同证型,对不同穴位进行按压,以达到改善症状、调整脂肪代谢的目的。

1）操作方法　以手指为压力源,取相应穴位为受压点,按摩手法采用点揉法,力度以感到酸、麻、胀、痛为准,频率为 120 次/分,操作时间为 10~20 分钟。按摩力度根据不同的年龄、性别、体重、耐受程度自行调整,避免过轻或过重,过轻达不到疗效,过重可能引起不适或受伤。

2）同身寸　通常将自己拇指指关节的宽度或者中指屈曲时中节桡侧两端纹头之间的距离作为 1 寸;将自己的四指并拢,中指中节关节横纹为标准,四指的宽度为 3 寸。

3）取穴

（1）主穴:中脘、天枢、足三里、肝俞、脾俞。

（2）配穴:可根据体质情况增加以下穴位。如有口黏、大便黏腻等湿浊内停症状,可取丰隆、阴陵泉、关元;如有情绪不佳、嗳气呃逆、胁肋胀满等肝郁脾虚症状,可取大横、阳陵泉、胆俞;如有口苦、口干、口臭、大便臭秽、急躁易怒等湿热蕴结症状,可取曲池、阴陵泉、丰隆;如有面色晦暗、固定部位刺痛感、女性月经色黑、量少等血瘀症状,可取血海、膈俞、丰隆。

4)穴位定位及功效

(1)中脘。

【位置】位于上腹部,肚脐上 4 寸,在剑胸结合与肚脐连线的中点。

【功效】健运脾胃,通调腑气。

(2)天枢。

【位置】位于腹部,与肚脐相平,肚脐旁开 2 寸。

【功效】调理胃肠,理气消滞。

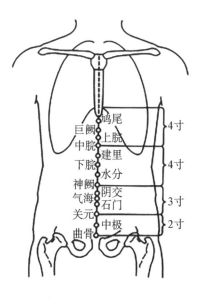

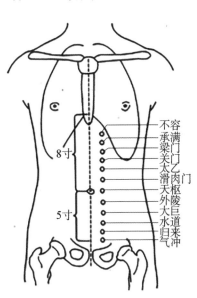

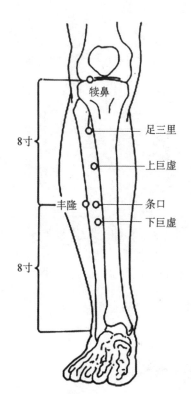

犊鼻

8寸

足三里

上巨虚

丰隆

条口

下巨虚

8寸

（3）足三里。

【位置】位于小腿外侧，外膝眼下三寸（相当于4横指），胫骨前嵴外一横指处。

【功效】补气养血，和胃健脾。

（4）丰隆。

【位置】在小腿外侧，外踝尖与外膝眼连线的中点。

【功效】健脾化痰，祛湿。

（5）膈俞。

【位置】在脊柱区，第7胸椎棘突下（双手自然下垂在身体两侧时，肩胛骨下缘平齐第7胸椎棘突下），后正中线旁开1.5寸。

【功效】活血止痛，和胃降逆。

（6）肝俞。

【位置】在背部，第9胸椎棘突下，后正中旁开1.5寸。

【功效】疏肝利胆，理气解郁。

（7）胆俞。

【位置】在脊柱区，第10胸椎棘突下，后正中线旁开1.5寸。

【功效】疏肝利胆。

（8）脾俞。

【位置】在背部，第11胸椎棘突下，后正中旁开1.5寸。

【功效】健脾益气，化湿。

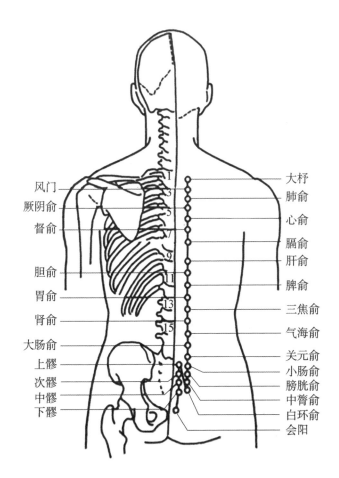

风门

厥阴俞

督俞

胆俞

胃俞

肾俞

大肠俞

上髎

次髎

中髎

下髎

大杼

肺俞

心俞

膈俞

肝俞

脾俞

三焦俞

气海俞

关元俞

小肠俞

膀胱俞

中膂俞

白环俞

会阳

（9）阳陵泉。

【位置】在小腿外侧,腓骨头前下方凹陷中。

【功效】疏肝利胆,舒筋活络。

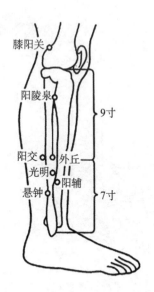

（10）曲池。

【位置】在肘区，屈肘成直角，在肘横纹外侧端。

【功效】疏风清热，疏经通络。

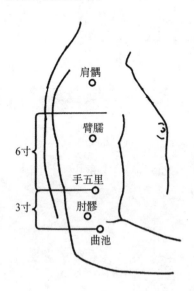

（11）阴陵泉。

【位置】在小腿内侧,胫骨内侧髁下缘与胫骨内侧缘之间的凹陷中。

【功效】和胃健脾化湿。

（12）血海。

【位置】股前区,髌底内侧端上 2 寸,股内肌隆起处。

【功效】养血活血,祛风清热。

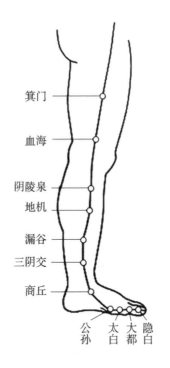

第二篇　代谢相关脂肪性肝病

第三篇

酒精性脂肪肝

74 酒精是怎么损伤肝脏的？

　　酒精(乙醇)经胃肠道吸收入血后主要进入肝脏进行代谢,经过一系列的生化反应,最终催化为乙酸。在此过程中,会产生超氧化物、过氧化氢以及羟基自由基等多种活性氧,从而导致肝脂肪变性、油脂过氧化反应提高。而未被顺利氧化催化为乙酸的乙醛被认为是导致酒精性肝损伤的关键毒性物质,可诱发肝细胞损伤、炎症和肝纤维化,减少线粒体对脂肪酸的氧化,减少从肝脏转运的脂蛋白,改变肠道屏障,促进活性氧、细胞因子和趋化因子的释放,破坏肝脏脂质稳态,影响脂质及碳水化合物的代谢,从而导致肝脏内脂质蓄积,最终诱发酒精性脂肪性肝病。酒精性脂肪性肝病初期通常表现为脂肪肝,如不及时戒酒,可发展为酒精性肝炎、肝纤维化及肝硬化。

75 喝酒前吃点保肝药就不会伤肝了吗？

　　否。

　　目前没有任何证据表明保肝药可以预防酒精对肝脏的损伤。保肝药并不能阻断酒精在人体中的代谢,只能一定程度上修复肝脏的损伤。而且保肝药可能影响血压、胃肠道的消化功能等,且与一些药物合用时会加重不良反应,因此不建议自己随意服用保肝药。

76 偶尔喝酒对脂肪肝患者是有益的吗？

否。

酒精（乙醇）及其中间代谢产物会影响肝脏功能。已有研究数据表明，即使是适度饮酒或少量饮酒，都有可能增加脂肪肝患者患晚期肝病和癌症的风险。因此，只要是脂肪肝患者，无论是否是酒精性脂肪肝，都应戒酒。

77 长期饮酒会出现肝硬化吗？

会。

酒精对肝脏长时间的刺激会诱发肝脏脂肪变性、肝炎、肝纤维化，有数据显示 90%～95% 的饮酒者可以发展为酒精性脂肪肝，30%～35% 的饮酒者可发展为较严重的酒精性肝病，包括酒精性肝炎、肝纤维化、肝硬化及肝癌。

78 身体健康的人可以喝酒吗？喝多少量相对安全呢？

身体健康的人群可以少量饮酒。

含酒精饮料中的乙醇以及与酒精饮料摄入有关的乙醛被世界卫生组织列为"Ⅰ类致癌物"，所以一般不建议人们长期大量饮酒。即便没有肝病病史的人，日常饮酒超过一定量，也可能伤肝。一般建议男性每天饮酒少于 40 g 乙醇，换算为黄酒、葡萄酒为 300 ml，啤酒为 1 250 ml，40% vol 的白酒为 125 ml，50% vol 的白酒为 100 ml。女性的推荐量为男性的一半。这个推荐量对大部分人而言是相对安全的,但如果体内缺乏"解酒酶",即便少量饮酒,也有可能会伤肝。

79 "基因好"的人饮酒就不会得酒精性脂肪肝吗?

不是。

有一部分人群认为自己的"基因好",自己的亲人常年饮酒都没有出现肝脏疾病,寿命也很长,饮酒也很少喝醉,便认为自己对酒精的代谢好,不会得酒精性脂肪肝,这是不科学的。并没有数据显示人体对酒精的代谢能力具有遗传性。而且,饮酒是否伤肝与饮酒量、饮食、睡眠、情绪等多种因素相关,因此并不存在饮酒不伤肝的"好基因"。

80 哪些人群一定要忌酒?

(1)慢性肝病人群,包括病毒性肝炎、脂肪肝等患者。

(2)心血管疾病风险人群,包括冠心病、高血压、糖尿病、高脂血症等患者。

(3)慢性胃肠道疾病人群,包括胃溃疡、十二指肠溃疡、萎缩性胃炎、肠道息肉等患者。

(4)肿瘤患者。

81 酒精性脂肪肝的患者戒酒后肝脏就可以恢复正常吗?

不一定。

酒精性脂肪变性在早期去除乙醇影响因素后,变性的脂肪可逐渐恢复正常。如酒精已经造成肝细胞损伤,患者存在酒精性脂肪性肝炎或者酒精性肝硬化,即使戒酒,肝脏也很难自愈。酒精性脂肪肝的患者需要及时规范就医诊治,可延缓疾病的进展。

82 戒酒期间出现戒酒综合征,中医有什么办法减轻不适吗?

酒精性脂肪肝患者戒酒期间容易出现戒酒综合征,可见全身疲软,软弱无力,呵欠,流泪流涕,厌食,恶心呕吐,烦躁不安,精神抑郁等症。可结合自身症状,取相应穴位为受压点,点压、按揉以下穴位,强度亦稍大,力度以感到明显酸、麻、胀、痛为度,频率为120 次/分,操作时间为 10～20 分钟。

1）基本取穴　脾俞、胃俞、肝俞、足三里、神门、百会。

2）配穴　如有烦躁不安、精神抑郁症状,可取内关、太冲;如有头昏、腰膝酸软症状,可取肾俞、太溪;如有恶心呕吐症状,可取内关、中脘;如有腹痛腹泻,可取天枢、上巨虚。

另外,可配合耳穴按揉,在耳郭上选取肝、胃、内分泌、皮质下、神门、咽喉对应的反射区,每次选取 3～5 穴,将王不留行籽等耳穴压豆或者耳针贴在反射区上,症状发作时,可随时按压。

3）穴位定位及功效

（1）胃俞。

【定位】在脊柱区,第 12 胸椎棘突下,后正中线旁开 1.5 寸。

【功效】温中降逆,和胃止呕。

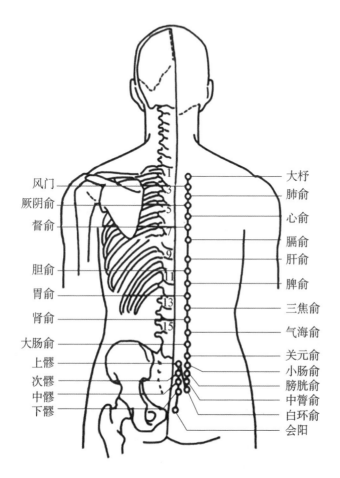

风门
厥阴俞
督俞
胆俞
胃俞
肾俞
大肠俞
上髎
次髎
中髎
下髎

大杼
肺俞
心俞
膈俞
肝俞
脾俞
三焦俞
气海俞
关元俞
小肠俞
膀胱俞
中膂俞
白环俞
会阳

（2）内关。

【定位】在前臂前区,腕掌侧远端横纹上 2 寸,掌长肌腱与桡侧腕屈肌腱之间。

【功效】宁心安神,宽胸和胃。

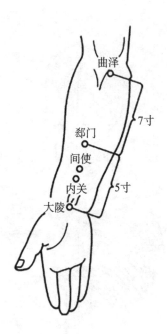

（3）太冲。

【定位】在足背，第1、2跖骨间，跖骨底结合部前方凹陷中，或触及动脉搏动。

【功效】疏肝理气，清热泻火。

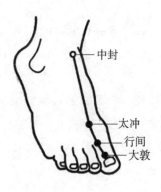

（4）太溪。

【定位】位于脚踝的内侧，内踝尖与跟腱之间的凹陷处。

【功效】滋阴益肾，清热利湿。

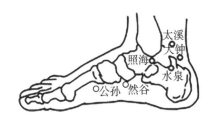

83 酒精性脂肪肝的患者有哪些表现？

酒精性脂肪肝患者早期并无明显不适症状，部分患者有乏力、口苦、恶心腹胀、心跳增快等非特异性症状，往往被忽视或漏诊。随着饮酒时间延长，如不及时干预，患者会有肝功能异常甚至肝硬化的风险，长期酗酒的患者也会有营养不良及严重的突发神经系统综合征（韦尼克脑病）表现，可出现右胁肋不适、黄疸、呕吐、消瘦、上消化道出血、腹水、面色黧黑、头晕、嗜睡、意识模糊、眼球震颤、走路不稳、癫痫发作等症状。

84 酒精性脂肪肝进展为肝硬化后会有哪些并发症？

酒精性脂肪肝进展到肝硬化阶段的患者除了会出现腹水、上消化道出血、肝性脑病、脾大、黄疸等表现，还会出现骨质疏松、记忆力及注意力减退、失眠、易怒、幻觉、肢体抽搐、营养不良、胆石症、消化性溃疡、急性胰腺炎、胆道感染、腹膜炎、肾功能不全（少尿或无尿）等并发症。长期酗酒的人如果出现淡漠或易怒、记忆力及注意力不集中、头晕、嗜睡、眼球震颤、站立或行走困难的表现时，要尤其注意韦尼克脑病的出现，应及时就医治疗。

85 酒精性脂肪肝进展为肝硬化后应该如何治疗？

戒酒是包括酒精性肝硬化在内的酒精性肝病患者最主要也是最基本的治疗措施。戒酒可以延缓肝纤维化的进程，提高所有阶段酒精性肝病患者的生存率，戒酒困难的人群可借助药物辅助。在戒酒的同时要注意补充充足的优质蛋白，维生素 B、维生素 C、维生素 K 及叶酸以保证足够的营养支持。存在肝功能损伤、肝脏炎症、肝纤维化的患者应当至专科门诊就诊，行保肝抗炎、抗纤维化治疗，延缓疾病进展。另外，针对酒精性肝硬化的并发症（如食管-胃底静脉曲张破裂出血、肝性脑病），需积极就医处理。严重的酒精性肝硬化患者可考虑肝移植，但要求患者移植前戒酒 3～6 个月，且没有合并其他脏器的酒精性损伤。

86 酒精性脂肪肝进展为肝硬化后应该如何进行饮食和生活干预？

完全戒酒是最主要和最基本的治疗措施，并且需要坚持，患者家属及周边的朋友要给患者营造一个和谐的氛围，增加患者戒酒的信心，鼓励患者参加社会活动，提高生活质量。营养支持是酒精性肝硬化的重要治疗方法。适当补充维生素 A、维生素 D、维生素 B_1 及叶酸等，适量增加氨基酸的摄入，也可考虑夜间加餐，并适当补充益生菌。

87 酒精性脂肪肝的患者出现口苦、舌苔厚腻适合吃哪些食物?

酒精性脂肪肝患者经常会有口苦、舌苔厚腻的表现,尤其是在饮酒之后,这是肝胆湿热的表现。出现这些症状时,可以吃一些具有清热利湿作用的食物辅助改善症状,例如冬瓜、赤小豆、绿豆、薏苡仁、莲子、丝瓜、苦瓜、黄瓜,少吃羊肉、狗肉、黄鳝、辣椒等辛温助热的食物。当然,很重要的一点是要戒酒。

88 有哪些代茶饮方适合酒精性脂肪肝患者及饮酒的人群?

我国解酒复方历史悠久,金代李东垣《脾胃论·论饮酒过伤》提出以葛花解醒汤治疗酒精性肝炎,配方如下:葛花15g、木香5g、砂仁5g、茯苓10g、猪苓10g、人参10g、白术12g、白豆蔻15g、青皮15g、橘皮10g、神曲12g、干姜12g、泽泻12g,具有温中健脾和胃,化酒气祛湿邪的功效,建议在医生指导下使用。一些适用于日常食用的代茶饮方(见表3)如下:

表3 代茶饮方

名称	做法	功效
槐花茶	槐花适量,煮汤代茶饮	清热化湿,凉血止血
菊花蜂蜜茶	菊花8朵,蜂蜜适量。用开水将菊花冲泡开,等茶水温度下降之后再加入蜂蜜,调匀即可饮用	清热去火,清肝明目

名称	做法	功效
绿萼梅冰糖茶	绿萼梅 10 g、绿茶 4 g，冰糖适量，沸水冲泡	疏肝和胃，理气消食
山楂橘皮饮	山楂 20 g，橘皮 5 g。山楂用文火炒至外表呈淡黄色，与橘皮共放茶杯中，沸水冲泡	健脾理气
葛花枳椇饮	葛花 10 g（或葛根 20 g），枳椇子 15 g，陈皮 5 g。水煎 2 次，取汁 600～800 ml，于 2 小时内分 3～5 次饮服	解酒消食（脾胃虚寒及低血压者慎用）

89 有哪些药膳可以帮助酒精性脂肪肝患者改善体质？

　　酒精性脂肪肝的患者日常养肝护肝应以饮食清淡、易消化为原则，不宜进食油腻食物，禁忌甜腻、辛热及生痰助湿之品。多补充富含维生素 B、维生素 C、维生素 K 及叶酸类较多的食品。酒精性肝病发展为肝硬化的患者应该限制钠盐的摄入，降低腹水的发生率。有出血倾向的患者，更加应该忌辛辣刺激饮食。精神障碍、神志不清者，应严格控制蛋白质含量高的食物（见表 4、表 5）。

表 4　高蛋白低脂食谱

名称	做法	功效
鱼头豆腐汤	去鳃洗净的鳙鱼头 1 个，嫩豆腐 1～2 盒（视鱼头大小而定），生姜片、葱段、料酒和胡椒粉适量。将炒锅烧热后放油，把鱼头放入锅中两面煎过，再加入料酒、生姜片和盐，加水没过鱼头，煮至汤的颜色逐渐发白时加入豆腐，再炖至鱼头的肉可以脱骨为止，起锅前放入少许胡椒粉和葱段	清热润燥，生津解毒，降低血脂

名称	做法	功效
萝卜排骨汤	排骨、萝卜，比例为 1∶3；盐、葱末、白糖、米醋适量。排骨斩成块状洗净，萝卜切滚刀块后投入沸水中烫一下去辣、去涩。在锅中放冷水（排骨、萝卜总量的 2 倍以上），然后把排骨投入冷水锅中用慢火加热至 90℃，去浮沫。将排骨烧至半熟，放入萝卜，小火慢煮，烧至八成熟时，投入上述调料	清热润肺，解燥通气，定喘祛痰，消食除胀，利便
紫菜鸡蛋汤	紫菜 10 g、鸡蛋 100 g（约 2 个）、香油、味精、盐。紫菜洗净放入碗中，锅中水烧开后淋入打散的鸡蛋液。蛋花浮起时，加盐、味精。最后倒入放有紫菜的碗中，淋 2～3 滴香油即可	补充钙、碘、钾、磷、维生素，降血脂
番茄鸡蛋汤	番茄 100 g、鸡蛋 100 g、味精、油、盐。番茄切块备用。锅热后倒油，放入番茄炒出汁，加水烧开后倒入打散的鸡蛋液，蛋花浮起放入味精、盐即可	补益脾胃，生津止渴
海参粥	海参 15～30 g，粳米 100 g、葱、姜、盐各适量。先将海参浸透，用温水泡发，剖洗干净，切成薄片，放入砂锅中，加水 300 ml 煮烂后，再加入 1 000 ml 的水与淘洗干净的粳米同煮。待成粥时，放入葱、姜、盐调味，稍沸即可，早晨空腹食用为佳	补肾填精
海参鸡蛋羹	海参 2 根泡发，鸡蛋 2～3 个，葱花、酱油。鸡蛋打散后兑入温水搅拌，可加入少许盐。放入蒸锅，大火蒸 7～8 分钟。海参切小丁，焯水 2 分钟，放在蛋羹上，加盖继续蒸 3 分钟，撒葱花、酱油	补肾填精，补益脾胃
胡萝卜香菇肉片	鸡肉片（或猪精肉片）100～150 g，香菇 40～50 g，胡萝卜 30～40 g，生抽 3～5 g，水淀粉 5 g，清汤、料酒、生抽、盐适量。 肉片与水淀粉拌匀，将香菇切片，胡萝卜切条。炒锅烧热，放适量油，待油烧至六成热时，依次下肉片、香菇片、胡萝卜条翻炒，加入清汤、料酒、生抽、盐，炒熟即可	补虚降脂

第三篇 酒精性脂肪肝

表 5　食疗药膳方

名称	做法	功效
槐花鸡蛋卷	槐花、鸡蛋、面粉、盐、油。面粉加水打成糊状,加少许盐,倒入洗净的槐花搅拌均匀,锅热后放油,将面糊倒入,煎至两面金黄	清肝泻火,凉血止血
槐花饺子	饺子皮,槐花、猪肉馅(二者约 1∶1),盐、香油、五香粉、葱、姜、花椒水。槐花洗净焯水 3～4 分钟,凉水浸泡后拧干水分,葱、姜切末,花椒泡水弃花椒,和槐花一起放入猪肉馅,加入适量盐、香油、五香粉调味,用饺子皮包好后放入开水煮熟即可	清肝泻火,凉血止血
姜黄瘦肉汤	姜黄 20 g、猪瘦肉 100 g、盐。姜黄洗净切片,与猪瘦肉片一起加清水入锅,煮至肉烂后加适量盐调味,即可食用	破血行气,温经止痛
橘络姜黄汤	橘络 6 g,姜黄 15 g。橘络和姜黄洗净后,一起加入清水煮制,大火煮开后小火熬煮 1 小时左右,放凉后直接饮用	活血降脂
姜黄拌莲藕	莲藕、姜黄、美人椒、米醋、白糖、油、盐、花椒粒。莲藕刮皮切片,用盐开水浸泡。姜黄切丝。热锅中倒入油,将莲藕、姜黄、美人椒、花椒粒倒入翻炒,加入适量米醋、白糖即可	破血行气,降血脂
人参童子鸡汤	童子鸡 1 只,人参、红枣、枸杞各 10 g,盐、酱油、料酒、姜、胡椒粉适量。童子鸡清洗干净放入锅内,加水、人参、红枣、枸杞、酱油、料酒、姜、胡椒粉小火炖煮 3 小时,最后放适量盐即可	益气补虚,降血脂
百合人参粥	人参 3 g,百合 15 g,粳米 30 g。先煎人参与百合,后下粳米同煮为粥	益气养阴

90 酒精性脂肪肝患者怎么生活更健康？

1）完全戒酒 戒酒过程中如出现严重的焦虑、失眠、震颤等戒断综合征的症状或主动戒酒比较困难的人群需就医，可通过镇静药物或心理社会行为疗法辅助治疗。

2）适度运动 建议慢性酒精性脂肪肝患者长期坚持有氧运动。患者可选择适合自己的运动方式和运动时间、频率、强度，如慢跑、中快速步行、骑自行车、上下楼梯、打羽毛球、跳舞、游泳等，运动强度宜控制在心率＝170－年龄（次／分）。患者可以根据自己的病情及体质情况，选择适合自己的运动项目及运动量。为安全起见，运动后疲劳感于10～20分钟内消失为宜，每周3～5次，在运动时要注意劳逸结合，避免过于疲乏劳累。

3）饮食调理 酒精性脂肪性肝病患者建议以清淡饮食为主，同时保证良好的营养支持，根据临床研究，患者每日蛋白质摄入量应为1.5 g/kg，在戒酒的基础上提供优质高蛋白、低脂饮食（见表6），平衡维生素B、维生素C、维生素K、叶酸水平，为其提供营养支持（见表7）。另外，及时补充维生素 B_1 对预防维生素 B_1 缺乏性脑病（韦尼克脑病）或终末期肝病患者出现肝性脑病有重要意义。

表6 高蛋白、低脂饮食推荐

高蛋白饮食	高蛋白［约 1.5 g/(kg·d)］	如鱼类、海参、瘦肉、鸡蛋、兔肉、豆制品、牛奶等
低脂饮食	富维生素及纤维素蔬菜	如白菜、芹菜、胡萝卜、海带、紫菜、裙带菜等

低脂饮食	富含钾及多种维生素的水果	如香蕉、西柚、山楂、柑橘、苹果、梨、猕猴桃等
	食用油	应选植物油

表7　伴有相关情况时的营养物质补充表

临床综合征	推荐营养物质
炎性疾病、腹泻和免疫缺陷	锌
肌肉痉挛和葡萄糖耐受不良	镁
骨质减少和骨软化	维生素D
抗氧化	维生素E
贫血和癌症风险	叶酸
神经精神症状	烟酸
心肌病和韦尼克脑病	维生素B_1
肌病和心肌病	硒

91　酒精性脂肪肝患者可以按揉哪些穴位改善症状？

　　酒精性脂肪肝早期以肝胆湿热证为多，可有胁肋部不适、恶心、面红目赤、易怒、口苦、口黏、大便黏腻或不成形、舌红、苔黄腻等症状。

　　1）取穴　肝俞、期门、支沟、阳陵泉、阴陵泉、行间、丰隆。

　　2）配穴　如有口中秽气，腹胀便秘，可取上巨虚、内庭、天枢、大横；如有食欲不佳、乏力症状，可取足三里、脾俞；如有身目黄染症状,可取胆俞、至阳;如有失眠、多梦,可取百会、神门。

另外,可配合耳穴按揉,可取肝、脾、胃、神门、内分泌对应的反射区,使用耳穴笔或耳穴压豆按揉对应区域,每天可按揉2～5次。

酒精性脂肪肝后期患者可见倦怠、乏力、食欲不佳等气虚证的表现,此阶段以健脾益气为主,可取脾俞、肝俞、足三里、阴陵泉、中脘健脾益气,如有腰膝酸软、懒言纳呆,可取肾俞、关元。

3)穴位定位及功效

(1)期门。

【定位】位于胸部,乳头直下,第6肋间隙(乳头与第4肋间平齐)。

【功效】疏肝健脾,理气止痛。

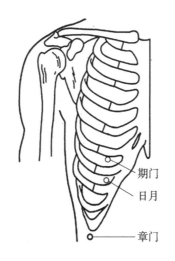

期门
日月
章门

(2)支沟。

【定位】位于前臂后区,腕背侧远端横纹上3寸,尺骨与桡骨间隙中点。

【功效】清利三焦,通腑降逆。

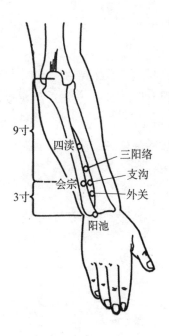

（3）行间。

【定位】位于足背侧，第 1、2 趾间，趾蹼缘的后方赤白肉际处。

【功效】清肝泻火，疏肝理气。

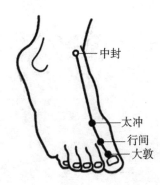

（4）上巨虚。

【定位】位于小腿外侧,外膝眼下6寸,足三里穴下3寸。

【功效】调和肠胃,理气通腑。

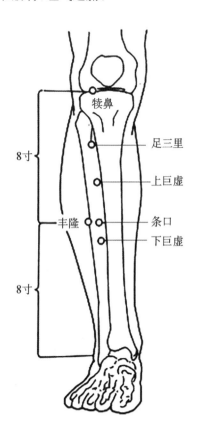

（5）内庭。

【定位】在足背,第2、3趾间,趾蹼缘的后方赤白肉际处。

【功效】清热利窍,健脾和胃止痛。

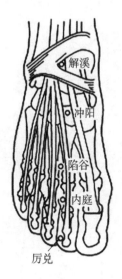

（6）大横。

【定位】位于腹部，与肚脐齐平，肚脐旁开 4 寸。

【功效】调理肠胃，温中散寒。

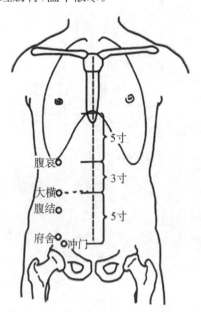

（7）至阳。

【定位】位于脊柱，第 7 胸椎棘突下。

【功效】利胆退黄，宽胸利膈。

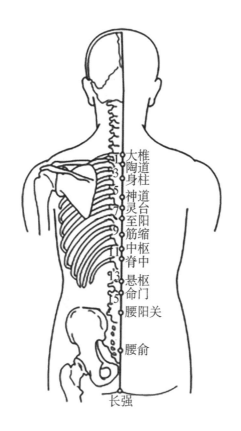

椎道柱
大陶身
陶道台
身灵阳
神道缩
灵至枢
阳筋中
缩中枢
中脊门
枢悬阳关
脊命
悬门
命腰俞

长强

（8）百会。

【定位】在头顶，在头顶正中线与两耳尖连线的交叉处。

【功效】镇静安神，醒脑开窍，升阳固脱。

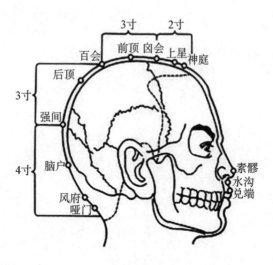

（9）神门。

【定位】在手腕掌侧，腕掌侧远端横纹尺侧端，尺侧腕屈肌腱的桡侧缘。

【功效】宁心安神。

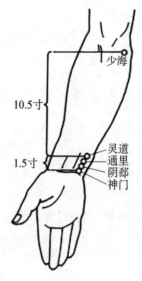

（10）肾俞。

【定位】在腰背部，第 2 腰椎棘突下旁开 1.5 寸。

【功效】益肾助阳，强腰利水。

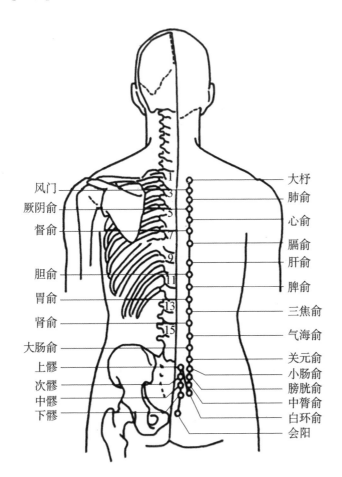

风门　　　　　　　　　　　　大杼

厥阴俞　　　　　　　　　　　肺俞

督俞　　　　　　　　　　　　心俞

　　　　　　　　　　　　　　膈俞

　　　　　　　　　　　　　　肝俞

胆俞　　　　　　　　　　　　脾俞

胃俞　　　　　　　　　　　　

肾俞　　　　　　　　　　　　三焦俞

大肠俞　　　　　　　　　　　气海俞

上髎　　　　　　　　　　　　关元俞

次髎　　　　　　　　　　　　小肠俞

中髎　　　　　　　　　　　　膀胱俞

下髎　　　　　　　　　　　　中膂俞

　　　　　　　　　　　　　　白环俞

　　　　　　　　　　　　　　会阳

（11）关元。

【定位】在下腹部,肚脐直下 3 寸。

【功效】益气补虚。

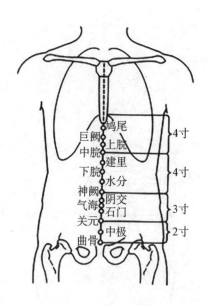

第四篇

特殊类型的脂肪肝

92 特殊类型的脂肪肝是怎么得的？

1）营养不良性脂肪肝　营养不良性脂肪肝多见于摄食不足或消化障碍,不能合成载脂蛋白,以致甘油三酯积存肝内,形成脂肪肝。如重症营养缺乏患者表现为蛋白质缺乏性水肿,体重减轻、皮肤色素减退和脂肪肝,在给予高蛋白质饮食后,肝内脂肪很快减少;或输入氨基酸后,随着蛋白质合成恢复正常,脂肪肝可迅速消除。

2）妊娠期脂肪肝　妊娠期脂肪肝有两种情况,一种情况是妊娠期普通脂肪肝,多是因为孕妇摄入能量过多,或活动量较怀孕前减少,导致体内脂质沉积,可能会出现疲劳、乏力、恶心、胁肋部不适、食欲下降等症状。另一种情况是急性妊娠期脂肪肝,这类脂肪肝是非常危重的妊娠相关的急症,多在第一胎妊娠 34～40 周时发病,病情严重,预后不佳。急性妊娠期脂肪肝的临床表现为严重呕吐、黄疸上升、腹痛等,及时终止妊娠可使病情逆转,少数可经自然分娩或剖宫产而脱险。目前病因病机尚未完全探明,可能与脂肪酸氧化缺陷、氧化应激、妊娠期激素变化及某些病原微生物的感染有关。

3）药物性脂肪肝　一些常见的药物可能导致脂肪肝,如他莫昔芬、胺碘酮、丙戊酸钠、甲氨蝶呤、糖皮质激素、四环素、嘌呤霉素、环乙胺。迄今为止,药物导致脂肪性肝病的机制尚未完全明了,药物引起肝的脂肪变性可能与药物损伤线粒体功能和药物干扰肝脏脂肪代谢有关。长期服用以上药物的人群应注意检测肝功能,并及时复查肝脏 B 超。

4）其他疾病引起的脂肪肝　感染性疾病,如结核病、细菌感染、丙型肝炎(特别是基因 3 型)、丁型肝炎、获得性免疫缺陷综合征等疾病可诱发脂肪肝。自身免疫性疾病,如自身免疫性肝炎、炎症性肠病、乳糜泻等可导致脂肪肝;代谢性疾病,如甲状腺功能减退症、库欣综合征、Mauriac 综合征等也可导致脂肪肝。遗传性疾病,如肝豆状核变性、胆固醇酯沉积症及家族性高密度脂蛋白缺乏症等也可导致脂肪肝。另外还有局灶性脂肪肝、瑞氏综合征等均可导致脂肪肝。

93 哪些人群要警惕特殊类型的脂肪肝?

(1) 摄食不足或进食障碍的人群。

(2) 孕晚期出现剧烈恶心呕吐、黄疸、腹痛等症状的人群。

(3) 长期口服可能造成肝脏脂质沉积的药物的人群。

(4) 特殊疾病人群:有感染性疾病(结核病、细菌感染、丙型肝炎等),自身免疫性疾病(自身免疫性肝炎、炎症性肠病、乳糜泻),代谢性疾病(甲状腺功能减退症、库欣综合征、Mauriac 综合征),遗传性疾病(肝豆状核变性、胆固醇酯沉积症及家族性高密度脂蛋白缺乏症)。

94 妊娠脂肪肝患者应如何科学饮食及运动?

很多女性在怀孕之后都会进补,会经常食用一些鸡汤、骨头汤或者肉类。大众普遍认为孕期进补更有利于胎儿的生长发育,这其实是不对的。过多的进补反而容易造成妊娠期脂肪肝、妊娠期糖尿病的出现。如果出现妊娠期脂肪肝,应注意合理控制饮食的摄入量,选择优质蛋白,控制脂肪的摄入,增加膳食纤维、维生素及矿物质的摄入,适当运动,由少到多、由轻到重、由疏到密地进行有氧运动。

饮食上可以遵循以下几点:①主食定量,粗细搭配,一餐主食的体积约为自己拳头的大小。②多吃蔬菜,水果适量,有的孕妇得了脂肪肝就不敢吃水果了,其实水果中含有丰富的维生素,有利于胎儿的发育,孕妇可以选择热量低的水果,如梨、柚子、苹果、李子、橙子等,并控制摄入总量。③常吃鱼类、禽肉类等优质蛋白,避免食用肥肉及腌、熏、卤制食品。④常吃奶类、豆类制品,少量食用坚果且尽量不在晚上食用。⑤清淡饮食,少油、少盐、无糖,规律进餐。

95 妊娠脂肪肝患者出现肝功能异常怎么办?

妊娠期脂肪肝患者出现肝功能异常首先要警惕急性妊娠期脂肪肝的可能。如果在孕后期出现厌食、恶心呕吐、上腹痛、黄疸等表现,应紧急就医。如考虑为妊娠期非酒精性脂肪肝时,患者首先应该改变生活方式,调整饮食结构,适量增加运动,降低体重,并在医生指导下适当使用胰岛素增敏剂,避免妊娠糖尿病的发生,降低妊娠风险。

96 妊娠脂肪肝患者合适哪些运动?

妊娠脂肪肝患者可以进行适当的有氧运动,需遵循由少到多、由轻到重、由疏到密的原则。散步、健身操、游泳、瑜伽都是适合的运动方式,但在运动过程中避免挤压腹部,以免对胎儿造成影响。

97 药物性脂肪肝患者如何进行生活方式干预?

药物性脂肪肝患者首先应立即停用可能导致脂肪肝的药物,避免疾病的进展。生活方式上应注意控制饮食的摄入量,调整饮食结构,适当运动,避免饮食因素导致的脂质沉积对肝脏进一步损伤。

98 哪些中医药治疗方法有助于药物性脂肪肝患者的康复?

很多药物性脂肪肝的患者对口服中药有一定的恐惧,担心中药有肝损伤的可能性。对这部分患者我们可以使用外用的中药贴敷、耳穴压豆、针灸等来改善患者肝脏的脂质沉积,减轻患者的不适。

99 特殊类型的脂肪肝有哪些生活调护方式?

特殊类型的脂肪肝生活调护的重点是去除病因、控制原发病。如营养不良性脂肪肝,是由于长期饥饿及蛋白质、热量摄入不足引起的,通过饮食补充蛋白质、氨基酸和足够热量后,肝脏病变可迅速逆转。妊娠期脂肪肝患者在必要的情况下,及时终止妊娠可使病情逆转。药物性脂肪肝的患者在病情允许的情况下应立即停用可疑药物,通常停用药物后轻症患者多数能较快康复。对Mauriac综合征患者而言,控制血糖和胰岛素的使用是治疗的基础。良好的血糖控制可以在 2～14 周内完全逆转肝大,并使转氨酶正常化,彻底缓解患者的临床、实验室及组织学异常。其他疾病引起的脂肪肝,需要在控制其他疾病的基础上进行治疗。

饮食、运动调护与其他类型脂肪肝的建议相同,基本原则是控制能量摄入总量,均衡营养,适度运动。

100 特殊类型的脂肪肝可以进行哪些穴位保健?

1)操作方法 以手指为压力源,取相应穴位为受压点,按摩手法采用点揉法,力度以感到酸、麻、胀、痛为准,频率为120次/分,操作时间为10~20分钟。按摩力度根据不同的年龄、性别、体重、耐受程度自行调整,避免过轻或过重。过轻达不到疗效,过重可能引起不适或受伤。

(1)急性妊娠期脂肪肝。

取穴:关元、肾俞、肝俞、脾俞、足三里、三阴交。

配穴:如有出血症状,可取中都、血海;如有神昏谵语,可取百会、太冲、内关。

耳穴取穴:肾、肝、脾、内分泌、交感、肾上腺。

(2)瑞氏综合征。

取穴:关元、涌泉、肾俞、太溪、三阴交、脾俞。

配穴:如恶心呕吐明显,可取足三里、内关、公孙。

耳穴取穴:肾上腺、皮质下、神门、额、肾、脾。

(3)胆固醇酯沉积症、家族性高密度脂蛋白缺乏症均为家族性遗传病。

取穴:肝俞、脾俞、太白、足三里、丰隆、肾俞。

耳穴取穴:脾、肝、肾、缘中、内分泌。

2)穴位定位及功效

(1)中都。

【定位】在小腿内侧,内踝尖上7寸,胫骨内侧面的中央。

【功效】疏肝理气,调经止血。

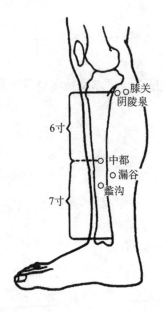

（2）三阴交。

【定位】位于小腿内侧，内踝尖上 3 寸，胫骨后缘。

【功效】滋补肝肾，健脾化湿。

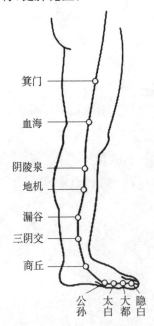

（3）涌泉。

【定位】位于足底，蜷起脚趾时，足心处凹陷即是此穴，第2、3趾的趾缝与足跟连线的上1/3与下2/3的交点。

【功效】滋阴益肾，平肝息风。

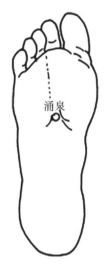

（4）太白。

【定位】在脚内侧，第1跖趾关节后下方赤白肉际处。

【功效】健脾化湿，渗湿止泻。

（5）公孙。

【定位】在脚踝的内侧，第1跖骨底的前下缘，赤白肉际交界处。

【功效】疏肝健脾。

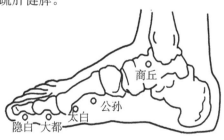

附　录

附录一　部分推荐膳食热量对照表

推荐膳食热量对照表

药膳名	产生热量的食材	净重/g	热量（加工后）（100 g/kcal）
黄芪鸡肉汤	鸡胸肉	200	183.75
	豌豆荚	20	
	香菇	50	
	胡葱	10	
	黄芪	10	
	生姜	10	
党参茯苓鸡	母鸡	1 500	272.3
	党参	50	
	白术	15	
	茯苓	15	
	砂仁	3	
	蔻仁	9	
	生姜	9	
山药粥	山药	30	278.5
	粳米	180	
赤豆蒸鲤鱼	鲤鱼	800	123.79
	赤小豆	50	
	陈皮	10	
	草果	6	

附
录

药膳名	产生热量的食材	净重/g	热量（加工后）（100 g/kcal）
加味绿豆粥	绿豆	50	353.58
	薏苡仁	30	
	杏仁	10	
	粳米	100	
小麦大枣橘皮茶	浮小麦	30	149.4
	大枣	24	
	橘皮	10	
	生甘草	3	
山楂红糖汤	山楂	100	128.09
	红糖	10	
桃仁粥	桃仁	30	364.38
	粳米	100	
鱼头豆腐汤	鳙鱼头	500	89.33
	豆腐	250	
	油	5	
萝卜排骨汤	排骨	100	79.25
	萝卜	300	
紫菜鸡蛋汤	紫菜	10	148.18
	鸡蛋	100	
番茄鸡蛋汤	番茄	100	100
	鸡蛋	100	
	油	5	

药膳名	产生热量的食材	净重/g	热量（加工后） （100 g/kcal）
海参粥	海参	20	300.5
	粳米	100	
海参鸡蛋羹	海参	20	136.24
	鸡蛋	150	
胡萝卜香菇肉片	猪精肉	100	167.56
	鲜香菇	50	
	胡萝卜	30	
	淀粉	5	
	油	5	
槐花鸡蛋卷	槐花	100	225.7
	鸡蛋	100	
	面粉	50	
	油	5	
槐花饺子（5个）	饺子皮	50	270
	槐花	25	
	猪肉馅	25	
姜黄瘦肉汤	姜黄	20	165.67
	猪瘦肉	100	
橘络姜黄汤	橘络	6	208.81
	姜黄	15	
姜黄拌莲藕	姜黄	5	108.48
	莲藕	200	

附录

药膳名	产生热量的食材	净重/g	热量（加工后） （100 g/kcal）
	油	5	
	白糖	3	
人参童子鸡	童子鸡	1 000	233.05
	人参	10	
	红枣	10	
	枸杞	10	
百合人参粥	人参	3	308.44
	百合	15	
	粳米	30	

附录二　日常饮食套餐参考

1. 1 200 kcal 套餐

套餐	早餐	上午加餐	午餐	晚餐
1	鸡蛋 50 g 牛奶 250 ml 蒸红薯 200 g	苹果 220 g	牛肉 130 g 西兰花 200 g 米饭 150 g 玉米油 5 g	鸡胸肉 70 g 上海青 300 g 燕麦 20 g 玉米油 5 g
2	鸡蛋 50 g 牛奶 250 ml 全麦面包 60 g	香蕉 100 g	黄鱼 150 g 白菜 100 g 豆腐 100 g 杂粮饭 150 g 玉米油 10 g	虾 120 g 荷兰豆 150 g 蒸南瓜 150 g 玉米油 8 g
3	鸡蛋 100 g 牛奶 250 ml 蒸玉米 200 g	苹果 250 g	鸡腿 150 g 白玉菇 100 g 腐竹或豆腐 50 g 米饭 150 g 玉米油 10 g	虾 120 g 荷兰豆 150 g 小米粥 100 g 玉米油 8 g

2. 1 500 kcal 套餐

套餐	早餐	上午加餐	午餐	晚餐
1	鸡蛋 70 g 牛奶 250 ml 蒸红薯 200 g 圣女果 200 g	苹果 220 g	牛肉 130 g 西兰花 200 g 米饭 200 g 玉米油 5 g	鸡胸肉 100 g 奶白菜 200 g 上海青 300 g 小米粥 200 g 玉米油 8 g

套餐	早餐	上午加餐	午餐	晚餐
2	鸡蛋 70 g 牛奶 250 ml 全麦面包 60 g 小黄瓜 100 g	香蕉 100 g	黄鱼 200 g 胡萝卜 100 g 豆腐 100 g 杂粮饭 150 g 玉米油 10 g	虾 120 g 荷兰豆 150 g 白蘑菇 150 g 蒸南瓜 150 g 玉米油 8 g
3	鸡蛋 500 g 牛奶 250 ml 香菇菜包 100 g	香蕉 100 g	精肉片 50 g 白玉菇 100 g 芹菜 200 g 米饭 150 g 玉米油 10 g	豆腐 120 g 荷兰豆 150 g 油麦菜 200 g 小米粥 100 g 玉米油 8 g

附录三　治疗脂肪肝常用中药

一、常用中药及食疗方

1. 茵陈

《神农本草经》载茵陈"味苦,平。主风、湿、寒、热邪气,热结黄疸。久服轻身,益气,耐老。"陶弘景的《本草经集注》亦言茵陈"久服轻身,益气,耐老,面白悦长年。"现代药理研究表明,茵陈具有抗炎、抗氧化、抗病毒、抗癌、改善糖尿病及代谢综合征等作用。

相关食疗方:

(1)茵陈煮大枣(茵陈20 g、大枣3枚),具有益气补血、健脾和胃之功,能够促进肝细胞再生、促进体力恢复、增加肝脏解毒能力,还具有一定的美白淡斑功效。

(2)茵陈麦芽茶(茵陈50 g、大麦芽50 g、陈皮25 g),具有健脾化湿功效,可以改善腹胀、胸闷、食欲不振等不适。

(3)茵陈枸杞茶(茵陈15 g、枸杞5 g),具有清热利湿、滋阴益肾的功效。

(4)茵陈粥(茵陈30 g、粳米100 g),具有清热利湿的功效,可以改善口苦、尿黄、恶心、乏力等不适。

2. 茯苓

《神农本草经》载茯苓"味甘,平。主胸胁逆气忧恚,惊邪恐悸,心下结痛,寒热烦满,咳逆,口焦舌干,利小便。久服安魂养神,不饥延年。"叶天士在《本草经解》中释："久服茯苓,则肺清肃,故肝木和平,而魂神安养也。不饥延年者,脾为后天之本,肺为元气之腑,脾健则不饥,气足则延年也。"茯苓是药食同源的中药,在日常生活中可以做成茯苓糕或茯苓汤食用,能够延年益寿、安神。现代研究发现,茯苓具有利水渗湿、保肝、抗肿瘤、抗氧化、抗衰老、调节免疫等作用,临床上多用于治疗肾炎、结肠炎、泌尿感染、肝炎等疾病的防治。

相关食疗方:

(1) 茯苓粥(粳米、茯苓末),《食鉴本草》:"粳米煮粥,半熟,入茯苓末,和匀煮熟,空心食。"茯苓粥具有祛湿痰、健脾胃的作用。

(2) 茯苓陈皮姜茶(茯苓 10 g、陈皮 2 g、生姜 5 g),具有理气化痰宽胸的作用,可以改善乏力、口苦、腹胀、失眠等症状。

(3) 茯苓山楂菊花茶(茯苓 10 g、山楂 5 g、菊花 2 g),有健脾和胃、清热化湿的作用,有助于消肿减脂、降低体重。

(4) 茯苓饼(莲子粉、芡实粉各 50 g,面粉 300 g,白糖适量,蜂蜜适量),将诸粉混合均匀,加入白糖和蜂蜜,加水适量做成面饼,放烤箱中烘熟,有助于调理脾胃、促进代谢。

3. 泽泻

《神农本草经》载泽泻"味甘,寒。主风寒湿痹,乳难。消水,养五脏,益气力,肥健。久服耳目聪明,不饥,延年,轻身,面生光,能行水上。"陶弘景在《本草经集注》中言泽泻"补虚损五劳,除五脏痞满。"现代研究表明,泽泻具有利尿、抗肿瘤、抗炎和调脂的功效,对糖尿病、肝病及骨质疏松等疾病具有良好的治疗作用。

相关食疗方:

(1) 泽泻扁豆薏苡仁猪骨汤(泽泻、扁豆、猪苓、薏苡仁、红枣、猪骨、生姜),具有清热、祛湿、利尿、润燥的作用。

（2）冬瓜荷叶泽泻鲫鱼汤（泽泻、冬瓜、猪苓、鲜荷叶、薏苡仁、鲫鱼、瘦肉、生姜），具有清热、解毒、消暑、祛湿的功效，常用有助于降脂轻身。

（3）泽泻山楂粥（泽泻 20 g、鲜山楂 50 g、粳米 100 g），常服有一定的强心、扩张血管、增加冠状动脉血流量、改善血液循环和降低血脂的作用。

4. 桑叶

《本草经解》言桑叶"气寒，味苦甘，有小毒。主除寒热，出汗。"《得配本草》载其能"清西方之燥，泻东方之实。去风热，利关节，疏肝，止汗……肝燥者禁用。"黄元御称："桑叶治脚气水肿。扑损金疮。行瘀止渴，长发明目。"现代研究证明，桑叶具有抗氧化、降血糖、降血脂、抗炎和抗肿瘤等药理作用。

相关食疗方：

（1）桑叶菊藤布麻茶（桑叶、菊花、钩藤、罗布麻叶各 6 g，茶叶 3 g），代茶频饮具有降血压、降血脂和减肥的作用。

（2）桑麦扁豆茶（桑叶 9 g、浮小麦 30 g、扁豆衣 9 g、生甘草 6 g）具有清泄泻火、益阴止汗之效，可以降血压、治疗盗汗及腹泻等。

（3）桑菊甘草薄荷汤（桑叶、菊花、甘草、薄荷各 10 g），具有疏风散热、清肺、清肝明目等功效，可以改善眼干、视物模糊、头晕、乏力、肥胖或超重等。

（4）桑叶荷叶粥（桑叶 15 g、荷叶 15 g、粳米 100 g），具有健脾利湿、疏风清热的功效，有助于改善头晕头胀、乏力、口苦、腹胀等症状。

5. 薏苡仁

《本草经集注》载薏苡仁"味甘，微寒，无毒。主治筋急拘挛，不可屈伸,久风湿痹。久风湿痹,下气。久服,轻身益气。"《长沙药解》称其"燥土清金,利水泻湿,补己土之精,化戊土之气,润辛金之燥渴,通壬水之淋沥,最泻经络风湿,善开胸膈痹痛。"现代研究发现,薏苡仁还具有抗癌、抗炎、抗氧化、降血糖、降血压、提高免疫力、调节血脂代谢等多种药理活性,通过多靶点、多通路作用于脂肪肝。

相关食疗方:

(1) 薏苡仁冬瓜猪肉汤(薏苡仁 10 g、扁豆 10 g、陈皮 5 g、连皮冬瓜 500 g、猪肉 400 g、生姜适量),具有健脾祛湿的功效,适用于夏季暑湿的保健及辅助降脂减重。

(2) 薏苡仁赤小豆鲫鱼汤(薏苡仁 30 g、赤小豆 30 g、陈皮 5 g、生姜 3 片、鲫鱼 1 条),具有健脾、祛湿、消肿的功效。适用于脾虚浮肿、脚气浮肿的人群食用。

(3) 薏苡仁车前草饮(薏苡仁 10 g、车前草 15 g),代茶饮,适合夏季湿热腹泻、泌尿系感染的人群食用,并有助于降脂减重、促进水液代谢。

6. 天麻

《神农本草经》载天麻"味辛,温。主杀鬼精物,蛊毒恶气。久服益气力,长阴,肥健,轻身增年。"《本草经解》释:"久服辛平益肺,肺主气。所以益气,气充身自轻,而年自长也。"

相关食疗方:

(1) 天麻菊花汤(天麻 10 g、菊花 10 g、芦根 30 g、冬瓜皮 30 g),具有平肝息风、清肝明目作用,有助于促进代谢、降脂轻身作用。

(2) 天麻竹沥粥(天麻 10 g、粳米 100 g、竹沥 30 g),具有平肝息风、清热化痰的作用。

(3) 天麻乌鸡汤(天麻 1 个、乌鸡半只、黄芪 10 g、党参 10 g、生姜 2 片、枸杞子适量），具有平肝息风、益气健脾功效，有助于降血压、降血糖的作用。

7. 甘草

《神农本草经》载甘草"味甘，平。主五脏六腑寒热邪气，坚筋骨，长肌肉，倍力，金创肿，解毒。久服轻身延年。"《雷公炮制药性解》将其称为"国老"。叶天士曰："久服肺气清，所以轻身；脾气和，所以延年也。"

相关食疗方：

（1）甘草乌豆生姜方（甘草、生姜各 6 g、黑豆 50 g），有助于改善肥胖人群的腹胀、腹泻症状。

（2）甘草陈玫茶（甘草 6 g、玫瑰 6 g、陈皮 3 g），具有疏肝解郁之功用，可以改善乏力、嗳气、腹胀等症状。

（3）芍药甘草汤（芍药 12 g、炙甘草 12 g），具有滋阴养血、柔肝止痛、调和肝脾等作用，能够治疗腹痛、胃痉挛及腿脚挛急之筋病，有助于改善肥胖或脂肪肝人群的腹胀、肝区疼痛和腹泻等症状。

8. 莲子

《本草经解》载莲子"气平涩，味甘，无毒。主补中，养神，益气力，除百疾。久服轻身耐老，不饥延年。（去心，炒）"《雷公炮制药性解》称其"主清心醒脾，补中养神……久服耳目聪明。"莲是药食两用药材的大品种，包括莲须、莲房、莲子、莲子心、藕节和荷叶等多个药用部位。研究表明，莲具有广泛的药理作用，如降脂减肥、改善睡眠和润肠通便等。

相关食疗方：

莲子粥（莲子 10 g、糯米 50 g），具有益精气，强智力，聪耳目之功,常服可以降脂减重、助眠。

（1）莲子银耳汤（莲子60g、银耳30g），具有养心安神的作用，还能稳定血压水平、降低血脂、增强肝脏的排毒能力。

（2）莲子心茶（莲子心适量），具有清热、固精、安神、清目的功效，可改善高热烦躁、神志不清、梦遗滑泄、心烦失眠等病症，还有降血压、降血脂等作用。

（3）莲子薏苡仁粥（莲子30g、薏苡仁100g），具有健脾祛湿作用，可以减肥瘦身、嫩肤美白，还能改善失眠多梦、心烦口苦等不适。

9. 佩兰

《本草经集注》记载佩兰"味辛，平，无毒。主利水道，杀蛊毒，辟不祥。除胸中痰癖。久服益气，轻身不老，通神明。"佩兰为一味芳香化湿醒脾药，近年来的研究表明，其化学成分多样，具有抗炎、祛痰、抗肿瘤等多种药理作用，临床用于冠心病、糖尿病、暑湿感冒、婴幼儿轮状病毒肠炎和腹泻等病症。

相关食疗方：

（1）兰草茶（佩兰15g、甘草5g、枸杞子3g、绿茶5g），具有芳香解暑的功效，还能醒脾化湿，促进脾胃消化功能，临床可辅助用于降糖、降脂以及减重等。

（2）清眩茶（佩兰3g、泽泻8g、白术8g、菊花5g、荷叶3g），具有祛湿除痰之效，可改善头晕目眩、腹胀腹泻、下肢水肿等。

（3）藿香佩兰汤（藿香、佩兰、焦栀子、谷麦芽、生山楂各9g，甘草5g），有消食导滞、补益脾胃之功，有助于改善肥胖或超重人群的口苦、口臭、腹胀、腹泻等。

10. 肉桂

《神农本草经》载肉桂"味辛,温。主百病,养精神,和颜色,为诸药先聘通使。久服轻身不老,面生光华,媚好,常如童子。"《玉楸药解》言:"温肝暖血,破瘀消癥,逐腰腿湿寒,驱腹胁疼痛。"目前肉桂常用于骨质疏松、生殖系统疾病、代谢综合征、肿瘤、心血管、神经系统疾病等的治疗。肉桂性热,高血压及湿热内蕴、内热积盛者慎用,有出血倾向者及孕妇慎用。

相关食疗方:

(1) 羊肉桂茴汤(羊肉 500 g、肉桂 3 g、小茴香 6 g、生姜 10~15 g、盐适量),具有温补脾胃、除寒止痛的功效,适用于脾胃虚寒所致的腹部隐痛、消化不良、代谢综合征、肥胖症等。

(2) 肉桂陈皮茶(肉桂 5 g、陈皮 5 g),具有引火归元、健脾化痰的功效,可辅助改善腹胀、乏力、咽痛、畏寒肢冷等症状。

11. 荷叶

荷叶始载于《食疗本草》,味苦、涩,性平,归心、肝、脾经。具有清热解暑、升发清阳、凉血止血功能。《证治要诀》言:"荷叶服之,令人瘦劣",《医林纂要》提到荷叶"多入肝分,平热、去湿,以行清气,以青入肝也。"荷叶可健脾清热、升发清阳,现代研究表明荷叶在降脂减肥、抗氧化、抑菌、降低血糖、保护心血管系统、保护神经系统、保肝护肝与抗肿瘤等方面具有一定功效。

相关食疗方:

(1) 荷叶茶(荷叶 10 g),可以降脂、清理肠胃、排毒养颜、滋肝润肺、清心利尿。荷叶茶作为一种保健茶,无任何不良反应,对高血压、高血脂、高胆固醇人群以及中老年人尤为适合。

（2）荷叶粥（新鲜荷叶 1 张、粳米 100 g）煮粥，具有清凉解暑、祛脂降浊，适用于暑热证及高脂血症患者服用。

（3）荷叶化湿茶（荷叶 15 g、山楂 10 g、陈皮 5 g、大枣 5 g），代茶饮，具有清热化湿、健脾和胃的功效，可以改善肥胖及脂肪肝患者的腹胀、乏力、口苦等症状。

12. 绞股蓝

《中药大辞典》中载绞股蓝"消炎解毒，止咳祛痰。现多用作滋补强壮药。"现代研究表明，绞股蓝有抗氧化、抗衰老、降血脂、降血糖、护肝、抗肿瘤等作用。

相关食疗方：

（1）益气养血茶（绞股蓝、枸杞子各 15 g，红糖适量），适用于眼睛干涩、贫血、高血压、糖尿病患者饮用。

（2）菊花退火茶（绞股蓝 5 g、薄荷 5 g、菊花 9 g、玉竹 15 g），具有镇静安神、清肝明目、润肺养胃等功效，适合急躁易怒、烦热失眠、头胀头痛者饮用。

（3）酸枣仁绞股蓝饮（绞股蓝 25 g、酸枣仁 10 g），具有益气健脾、镇静安神的功效，适用于肥胖人群见到心烦、失眠、乏力、口苦者饮用。

13. 苍术

《神农本草经》载苍术"味苦，温。主风寒湿痹死肌，痉，疸。止汗除热，消食作煎饵。久服轻身延年，不饥。"

相关食疗方：

（1）苍术冬瓜祛湿汤（苍术 15 g、泽泻 15 g、冬瓜 250 g、猪瘦肉500 g，生姜片、盐、鸡精各适量），具有健脾燥湿、散寒解表之功，可减肥瘦身、降脂养生。

（2）山术粥（山药 6 g、苍术 6 g、粳米 15 g），具有健脾和胃的作用，能促进钙质吸收，可改善脂肪肝人群的腹胀、腹泻症状。

（3）行气除湿饮（苍术 10 g、陈皮 10 g、莱菔子 10 g、炒决明子 15 g），适用于体型肥胖、大便黏滞不畅、舌苔厚腻者服用，具有行气除湿、通利肠胃的作用。

（4）猪肚煨苍术（猪肚 1 只，苍术、陈皮各 30 g），经常食用可健脾和胃、消食化滞，用于慢性胃炎、溃疡病，以及胃下垂导致的脘腹胀痛、嗳气饱闷、恶心欲吐、食欲不振等。

14. 柏子仁

《神农本草经》载柏子仁"味甘平。主治惊，安五脏，益气，除风湿痹，久服令人润泽美色，耳目聪明，不饥不老，轻身延年。"叶天士曰："久服甘平益血，令面光华，心为君主，主明则十二官皆安，耳目聪明矣。味甘益脾，不饥不老，气平益肺，轻身延年也。"

相关食疗方：

（1）柏子仁猪心汤（柏子仁、大枣、山药、猪心），具有滋补气血作用，还能缓解脂肪肝或肥胖症伴有冠心病、失眠的临床症状。

（2）柏子仁粥（柏子仁 20 g、粳米 100 g），具有安神、润肠通便的作用，适用于心血虚之失眠、便秘的患者。

（3）柏仁牡蛎汤（柏子仁 10 g、牡蛎 15 g、麻黄根 5 g、五味子 5 g），有益阴敛汗的作用，适用于脂肪肝伴有盗汗、失眠等病症的患者服用。

15. 山药

《神农本草经》载山药"味甘，温。主伤中，补虚羸，除寒热邪气,补中,益气力,长肌肉。久服耳目聪明,轻身不饥,延年。"《本草纲目》曰:"益肾气,健脾胃,止泄痢,化痰涎,润皮毛。"叶天士云:"山药气温平,禀天春升秋降之和气,入足厥阴肝经、手太阴肺经;味甘无毒,禀地中正之土味,入足太阴脾经……久服气温益肝,肝开窍于目,目得血则明。气平益肺而生肾,肾开窍于耳,耳得血则聪。味甘益脾,脾气充则身轻,脾血旺则不饥,气血调和,故延年也。"现代药理学研究显示,山药具有调节免疫、抗肿瘤、降血糖、降血脂和促进消化等作用,在保健领域具有多种功能,自古就是食疗保健中的上品。

(1)山药羹(山药捣烂、甘蔗汁各半碗),可改善肥胖人群痰气喘急、胸闷腹胀等症状。

(2)薏苡仁芡实山药粥(山药150g、薏苡仁50g、芡实30g、胡萝卜少许),具有健脾止泻、补肾固精、益肺止咳平喘之效,临床可用于脂肪肝人群见舌苔白腻、腹胀、腹泻、乏力、遗精、带下、尿频等症状者。

(3)山药决明荷叶汁(山药60g、决明子15g、荷叶30g),具有补益肝肾、益气健脾作用,可以用于降血压、降血脂及调理胃肠功能。

16. 薤白

《神农本草经》载薤白"味辛,温。主金疮,疮败。轻身,不饥,耐老。"《名医别录》:"除寒热,去水气,温中,散结,利病人。诸疮中风寒水肿以涂之。"薤白自古以来就被作为药食兼用之品,元代王祯曾言:"薤,生则气辛,熟则甘美,食之有益,故学道人资之,老人宜之。"现代研究表明,薤白营养成分非常丰富,含大量粗蛋白、粗脂肪、膳食纤维、维生素、氨基酸、胡萝卜素及微量元素等成分,具有降血脂、抗肿瘤和解痉平喘等功效。

相关食疗方：

（1）薤白粥（薤白 10～15 g、粳米 100 g），具有温里通便的作用，可用于脂肪肝伴有心血管疾病的患者见大便艰涩、排出困难，或用于伴腹部冷痛、手足不温，或有恶心呕吐的冷便秘者。

（2）薤白鲫鱼汤（鲫鱼 1 条、薤白 15 g，黄酒、姜、葱、盐适量），具有行气活血、利水消肿的作用，可改善肥胖或超重人群见到关节活动胀痛、活动受限等情况者。

17. 山楂

《雷公炮制药性解》载山楂"味甘酸，性平，无毒，入脾经。主健脾消食，散结气，行滞血，理疮疡。"山楂具有消食健胃、行气散瘀、化浊降脂的功效。综合临床医家应用经验及中药现代药理研究成果认为，山楂的主治病症为消化不良、月经不调、高脂血症。此外，山楂及其有效成分还具有促进消化酶分泌、调节胃肠动力、降脂减重、抗动脉粥样硬化、抗心肌缺血和再灌注损伤等作用。

相关食疗方：

（1）山楂薏苡仁粥（山楂 25 g、薏苡仁 50 g），具有活血化瘀、消脂除积之功效。

（2）山楂荷叶茶（山楂 30 g、荷叶 15 g、槐花 9 g），具有消食化积、降脂减肥的功效，还能够调整血压、降低血脂。但有溃疡病、胃酸过多、糖尿病的患者以及孕妇不宜饮用。

（3）山楂莲子粥（山楂 30 g、莲子 15 g、大枣 5 枚、粳米 100 g），具有补脾益胃、健脾化湿的作用，可以减肥瘦身、调理胃肠功能。

18. 菊花

《神农本草经》载菊花"味苦，平。主风，头眩肿痛，目欲脱，泪出,皮肤死肌,恶风湿痹。久服,利血气,轻身,耐老延年。"菊花是一种常见的药食同源中药材,富含多糖类、黄酮类、挥发油类等多种活性物质,在抗炎、抑菌、降血脂、抗氧化等方面具有显著功效。

相关食疗方:

(1) 菊花山楂茶(菊花、山楂、金银花各 10 g),能疏散风热、活血化瘀,可以减肥轻身,适用于肥胖伴有高脂血症、高血压的患者服用。

(2) 菊花决明子润肠茶(菊花 10 g、决明子 5 g、山楂 5 g),具有清热润肠、健脾和胃作用,可以润肠通便、降脂瘦身。

19. 决明子

《神农本草经》载决明子"味咸,平。主青盲,目淫,肤赤,白膜,眼赤痛,泪出。久服益精光,轻身。"《得配本草》言其"除肝热,和肝气。"现代药理学研究表明,决明子具有降血脂、降血压、抑菌、减肥、润肠通便、明目、抗衰老等作用。

相关食疗方:

(1) 杞菊决明子茶(决明子、枸杞子、菊花),具有清肝明目、补肾养肝、降压降脂的作用,适合脂肪肝伴有视物模糊、烦热、头晕头痛等人群的饮用。

(2) 山楂决明子荷叶茶(山楂、决明子、荷叶),具有健脾和胃、降脂轻身的作用。

(3) 决明子菊花粥(决明子 10～15 g、白菊花 10 g、粳米 100 g),具有健脾胃、助消化、降血脂的功效,适用于脂肪肝、高脂血症、高血压、冠心病的人群的辅助治疗。

20. 姜黄

《本草经解》载姜黄："气大寒,味辛苦,无毒。主心腹结积,疰忤,下气,破血,除风热,消痈肿。功力烈于郁金。"姜黄是重要的药食两用植物,也是我国传统常用中药材,主要含有姜黄素类和挥发油等有效成分,具有破血行气、通经止痛的功效,现代临床常用于抗肿瘤、抗炎、抗氧化、抗菌、神经保护等。

相关食疗方:

(1) 姜黄陈皮茶(姜黄粉 10 g、陈皮 5 g、绿茶 5 g),具有健脾理气、化湿降脂的作用,可用于辅助治疗脾虚湿滞、气血郁滞的高脂血症和脂肪肝患者。

(2) 姜黄橘络汤(姜黄粉 10 g、橘络 10 g),常服可以活血、降脂、降压,还能止咳化痰。

21. 玉米须

玉米须,也称玉麦须。最早记载见于《滇南本草》,是我国传统的中药材,有利尿消肿、清肝利胆、宽肠下气的功效;《民间常用草药汇编》言:"能降低血压,利尿消肿。治鼻血、红崩"。现代药理研究证实,玉米须及其有效成分有抗炎、抗氧化、降血糖、降血压、抗肿瘤等作用。

相关茶饮方:

(1) 玉米须煮水(玉米须 50 g),具有利尿消肿、降脂、减肥排毒的作用。

(2) 玉米须冬葵子赤小豆饮(玉米须 60 g、冬葵子 15 g、赤小豆 100 g、白糖适量),具有利胆除湿、利水消肿、降脂降压的作用,适用于形肥、苔腻或水肿的水湿停滞型脂肪肝。

（3）车前草玉米须水（车前草 100 g、玉米须 100 g），具有清热解毒、利水消肿及降血压的作用。

（4）玉米须降脂茶（玉米须 20 g、山楂 3 g），具有利水消肿、降脂减肥的作用，适用于痰浊内蕴型脂肪肝患者服用。

22. 赤小豆

《神农本草经》载赤小豆："主下水，排痈肿脓血。"《名医别录》言："主寒热，热中，消渴，止泄，利小便，吐逆，卒澼，下胀满。"《食性本草》载赤小豆"久食瘦人。"《本草纲目》载："赤小豆，其性下行，久服则降令太过，津液渗泄，所以令肌瘦身重也。"

相关食疗方：

（1）陈皮赤小豆薏苡仁粥（赤小豆 30 g，薏苡仁 30 g、新会陈皮 3 g、粳米 50 g、冰糖适量），具有健脾祛湿、利水消肿的作用。

（2）赤小豆鲤鱼汤（鲤鱼 1 条、赤小豆 150 g、玫瑰花 6 g），具有活血化瘀、理气散结、利尿消肿的作用，脂肪肝见两胁肋部胀满疼痛者，或胁腹部有积块、面色少华、倦怠乏力，或伴腹水、脘腹胀满、肢体浮肿、小便不利者适用。

（3）茯苓赤小豆薏苡仁粥（赤小豆 50 g，白茯苓粉 20 g，薏苡仁 100 g），具有健脾祛湿的作用，适用于脂肪肝伴有肝硬化者，可辅助治疗腹部胀大、下肢或四肢水肿、小便短少不利、舌质淡胖或紫黯、舌苔滑腻、脉沉弦者。

二、常用中药饮片图

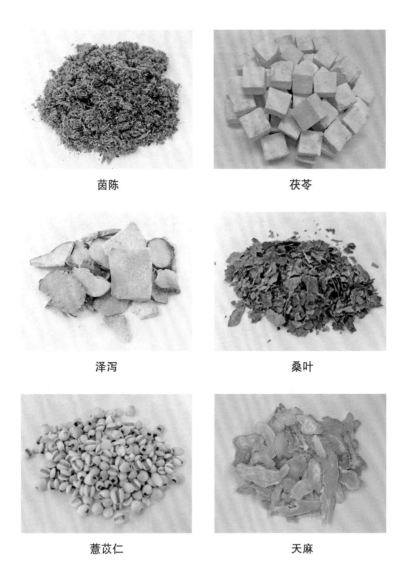

茵陈

茯苓

泽泻

桑叶

薏苡仁

天麻

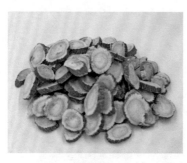

甘草

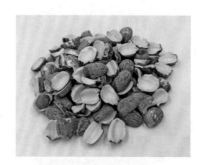

莲子

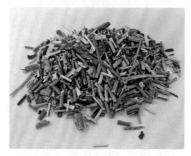

佩兰

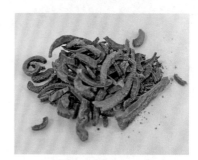

肉桂

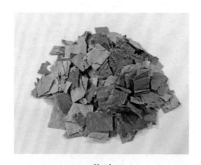

荷叶

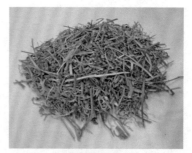

绞股蓝

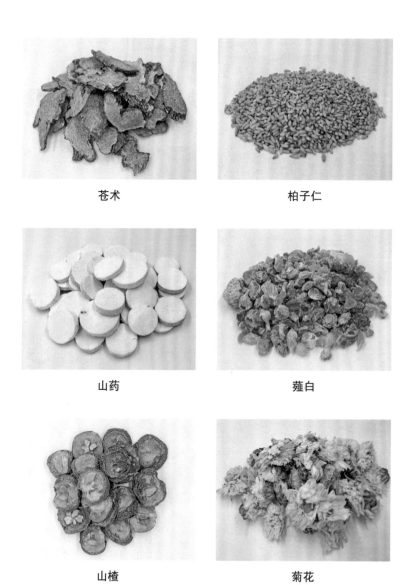

苍术

柏子仁

山药

薤白

山楂

菊花

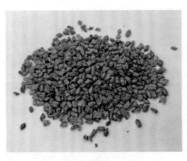

决明子

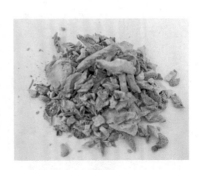

姜黄

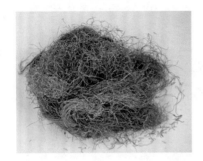

玉米须

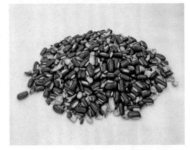

赤小豆

附录四　保健功法举例——八段锦

一、功法简介

八段锦功法起源于北宋,有八百多年的历史。此功法分为八段,每段一个动作,是一套完整的健身方法,故名为"八段锦"。古人把这套动作比喻为"锦",意为五颜六色,美而华贵,认为它可祛病健身,效果极好。现代的八段锦在内容与名称上均有改变。八段锦的练习无需器械,不受场地局限,简单易学,节省时间,作用极其显著,并且适合于各年龄层人群练习,可使瘦者健壮,肥者减重。超重或肥胖人群既可消耗热量(60 分钟约消耗 270 kcal 热量),又可强身健体。

二、功法动作

1. 双手托天理三焦

1)练习方法　两脚平行开立,与肩同宽。两臂徐徐分别自左右身侧向上高举过头,十指交叉,翻转掌心极力向上托,使两臂充分伸展,同时缓缓抬头上观,要有擎天柱地的神态,此时缓缓吸气。翻转掌心朝下,在身前正落至胸高时,翻转掌心再朝上,微低头,眼随手运,并配以缓缓呼气。如此两掌上托下落,练习4~8 次。

2）健身功效　此式以调理三焦为主。一般认为上焦为胸腔主受纳，中焦为腹腔主运化，下焦为盆腔主排泄。通过对三焦的调理，能起到防治各脏腑的相关疾病，特别适合肠胃虚弱的人练习。另外，由于此式能够充分伸展肢体，对腰背痛、背肌僵硬、颈椎病、眼病、便秘、痔疮、腿部脉管炎等也有一定的防治作用。

2. 左右开弓似射雕

1）练习方法　两脚平行开立，成马步站式。上体正直，两臂平屈于胸前，左臂在上，右臂在下。左手握拳，示指与拇指呈八字形撑开，左手缓缓向左平推，左臂展直，同时右臂屈肘拉回，右拳停于右肋前，拳心朝上，如拉弓状，眼看左手。左右各开弓 4～8 次。

2）健身功效　该式的重点是调理上焦心肺，并改善胸部、颈部的血液循环，增强心肺功能。通过扩胸伸臂、使胸肋部和肩臂部的骨骼肌肉得到锻炼和增强。

3. 调理脾胃须单举

1）练习方法　左手自身前成竖掌向上高举，继而翻掌上撑，指尖向右，同时右掌心向下按，指尖朝前。左手俯掌在身前下落，同时引气血下行，全身随之放松，恢复自然站立。左右手交替上举各 4～8 次。配合呼吸，上举吸气，下落呼气。

2）健身功效　该式通过一手上举、一手下按，调理中焦，伸展肢体。特别是使肝、胆、脾、胃等脏腑受到牵拉，从而促进了胃肠蠕动，增强了消化功能。

4. 五劳七伤往后瞧

1) *练习方法* 两脚平行开立,与肩同宽。两臂自然下垂,头颈带动脊柱缓缓向左拧转,眼看后方,同时配合吸气。头颈带动脊柱徐徐向右转,恢复前平视,配合呼气。如此左右后瞧各 4～8 次。

2) *健身功效* 该式动作是一项全身性的运动,特别是腰、头颈、眼球等的运动。对防治腰椎间盘突出症、颈椎病、高血压、眼病有良好的效果。

5. 摇头摆尾去心火

1) *练习方法* 马步站立,两手叉腰,缓缓呼气后拧腰向左,屈身下俯,将余气缓缓呼出,头自左下方经体前至右下方,自右侧慢慢将头抬起,同时配以吸气,拧腰向左,身体恢复马步,缓缓深长呼气。动作左右交替进行,各做 4～8 次。

2) *健身功效* 此式动作热量消耗较多,强调适当放松解除紧张;进行的俯身旋转动作,有降伏"心火"的作用。同时对关节、韧带和肌肉等亦起到一定的作用,并有助于任脉、督脉、冲脉三脉的运行。

6. 双手攀足固肾腰

1) *练习方法* 两脚平行开立,与肩同宽,双手慢慢在吸气时前屈,上举到头顶,再前屈身体,两膝保持挺直,两掌下按至胸前。两掌反穿至脊柱,沿脊柱向下摩运至臀部。上身前俯,两掌沿腿后向下摩运至脚跟,沿脚外侧摩运至脚内侧,同时吐气,双手攀在足跟后,吸气时身体恢复直立,同时双手沿双腿上划至肾区部位,双手压住肾区慢慢吐气，双手沿身体放到体侧。做完一个动作，连续反复俯仰做4～8次。

2) 健身功效　该式主要运动腰部，由于腰的节律性运动(前后俯仰)有助于改善脑部的血液循环，可增强神经系统的调节功能等。长期坚持锻炼，有疏通带脉及任、督二脉的作用，可以强腰、壮肾、醒脑、明目。年老体弱者练习时需注意，做俯身动作时应循序渐进。有较严重的高血压和动脉硬化患者，俯身时头不宜过低。

7. 攒拳怒目增气力

1) 练习方法　两脚开立，成马步。两手握拳分置腰间，拳心朝上，两眼睁大，左拳向前方缓缓击出，成立拳或俯拳皆可。左拳变掌，左臂内旋，虎口朝下，目视左掌。左臂外旋，肘关节微屈，同时，左掌向左缠绕变掌心向上后握固；目视左拳，握拳抓回，呈仰拳置于腰间。左右交替各击出4～8次。

2) 健身功效　此式主要运动四肢、腰部和眼肌。此式可以舒畅全身气机，增强肺气，并有强筋健骨的作用。

8. 背后七颠百病消

1) 练习方法　两脚平行开立，与肩同宽，两臂自然下垂，吸气时脚跟提起，呼气时脚跟缓缓落下，全身放松，反复起落4～8次。

2) 健身功效　此式有助于去浊留清，可使全身脏腑经络气机通畅。脚跟有节律地弹性运动，可以使椎骨之间及各个关节韧带得到锻炼，对各段椎骨的疾病和扁平足有防治作用，同时还可以加强全身神经的调节作用。

三、八段锦动作展示

1. 双手托天理三焦

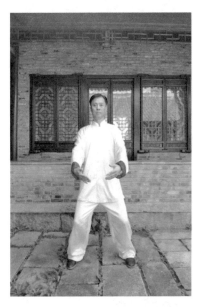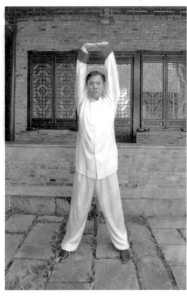

2. 左右开弓似射雕

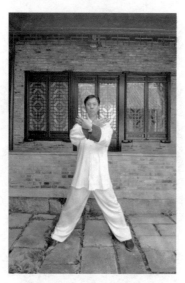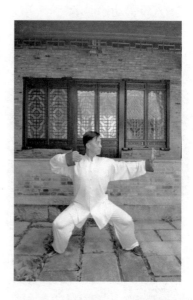

3. 调理脾胃须单举

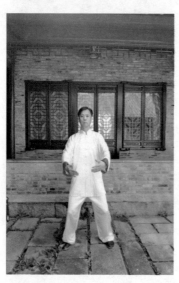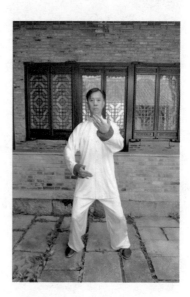

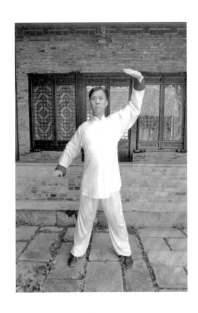

4. 五劳七伤往后瞧

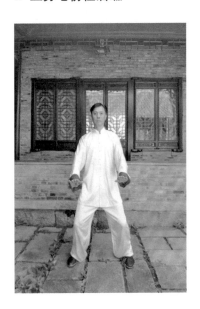 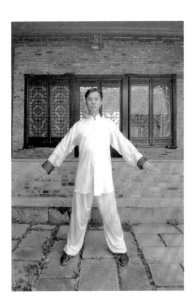

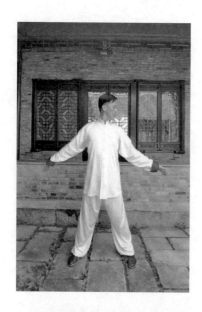

5. 摇头摆尾去心火

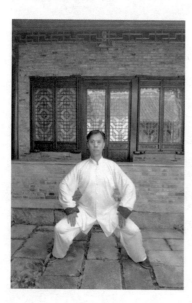 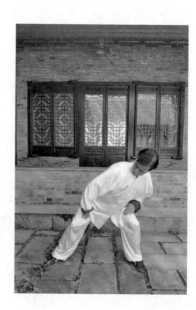

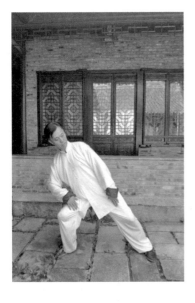
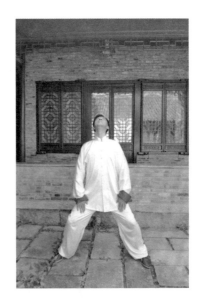

6. 双手攀足固肾腰

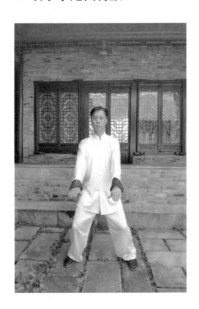
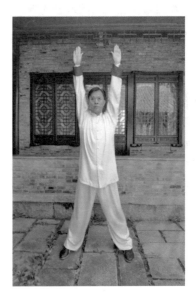

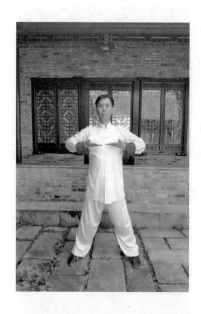

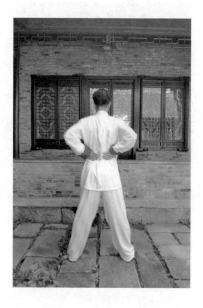

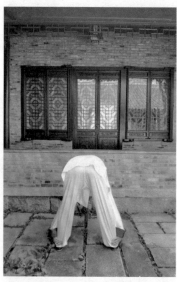

7. 攒拳怒目增气力

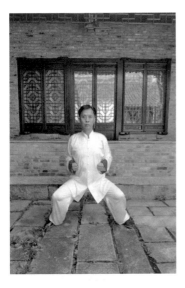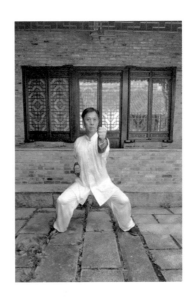

8. 背后七颠百病消

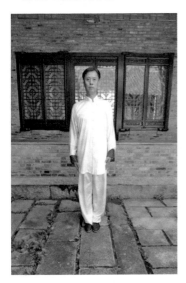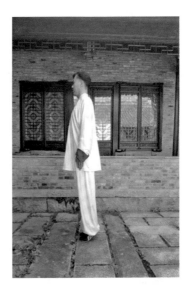

参考文献

［1］ James S. Dooley. Sherlock 肝胆病学［M］.郑明华,译.北京:人民卫生出版社,2014.

［2］ 沈雪勇.经络腧穴学［M］.北京:中国中医药出版社,2016.

［3］ 赵冉,沙卫红.代谢相关脂肪性肝病的概念变更及其对临床实践的影响.实用医学杂志.2022.38(19):2390-2394.

［4］ Mohammed Eslam, Jacob George. Reply to: correspondence regarding "A new definition for metabolic dysfunction-associated fatty liver disease: An international expert consensus statement"［J］. J Hepatol, 2020,73(6):202-209.

［5］ 韩琳,谢欢,孙颖,等.代谢相关脂肪性肝病的诊断与评估现状［J］.肝脏,2021,26(02):205-210.

［6］ 俞嫣青,聂红明,汪蓉.穴位埋线治疗非酒精性脂肪性肝病的研究进展［J］.中西医结合肝病杂志,2022,32(10):950-953.

［7］ 中国营养学会.中国居民膳食指南 2022［M］.北京:人民卫生出版社,2022.

［8］ 陈科.健脾益气汤结合药膳治疗脂肪肝的临床疗效观察［J］.现代诊断与治疗,2016,27(07):1214-1215.

［9］ 马雄,王华.中国脂肪性肝病诊疗规范化的专家建议(2019 年修订版)［J］.肝脏病杂志,2019,27(10):748-753.

［10］ 中华医学会肝病学分会脂肪肝和酒精性肝病学组,中国医师协会脂肪性肝病专家委员会.非酒精性脂肪性肝病防治指南(2018 年更新版)［J］.临床肝胆病杂志,2018,34(05):947-957.

［11］ 丁庆学,王德学,李振伟,等.酒精性脂肪肝 148 例的中医体质分型研究［J］.基层医学论坛,2017,21(17):2254-2256.

［12］ 王德鹤,王怡群,周盼,等.清化方 1 号治疗湿浊内停型代谢相关脂肪性

肝病临床研究[J].山东中医杂志,2023,42(10):1056-1061.

[13] 卢双,吕生霞,陈阳,等.清化方治疗痰浊内阻型非酒精性脂肪肝的临床研究[J].世界科学技术-中医药现代化,2019,21(08):1759-1765.

[14] Subramaniyan V, Chakravarthi S, Jegasothy R, Seng WY, Fuloria NK, Fuloria S, Hazarika I, Das A. Alcohol-associated liver disease: A review on its pathophysiology, diagnosis and drug therapy. [J] Toxicol Reports. 2021,19(08),376-385.

[15] 庞力,金伟.八段锦对非酒精性脂肪肝患者临床观察[J].光明中医,2023,38(04):673-676.

[16] 薛芮,范建高.代谢相关脂肪性肝病新定义的国际专家共识简介[J].临床肝胆病杂志,2020,36(06):1224-1227.

[17] 闫雅婕,王亚亚,梁轩,等.茵陈化学成分、药理作用及在肝胆疾病中的临床应用研究进展[J].中华中医药学刊,2024,(03):1-19.

[18] 刘百怡,饶慧瑛.非酒精性脂肪性肝病更名及其影响[J].肝脏,2023,28(09):1012-1014.

[19] 病毒性肝炎的常用食疗方法[J].社区医学杂志,2007(02):29.

[20] 路平,史汶龙,杨思雨,等.茯苓化学成分及药理作用研究进展[J].中成药,2024,46(04):1246-1254.

[21] 欧阳军.茯苓食补为上品[J].健康生活,2018,(03):51-53.

[22] 肖先,荆云,李春燕,等.泽泻主要化学成分及药理作用研究进展[J].新乡医学院学报,2024,41(04):378-382.

[23] 石婧婧.桑叶活性成分及药理作用研究进展[J].生物化工,2023,9(01):179-183.

[24] 吴静雨,陈晓凡,徐万爱,等.薏苡仁活性成分研究进展[J].中国中药杂志,2024,49(06):1474-1484.

[25] 吕文纲,王鹏程.佩兰化学成分、药理作用及临床应用研究进展[J].中国中医药科技,2015,22(03):349-350.

[26] 郭旭光.食积口臭喝藿香佩兰汤[J].开卷有益-求医问药,2018,(05):20.

[27] 卢雪雪,田慧.肉桂的活性成分及其药理作用研究进展[J].壮瑶药研究,2023(02):16-20+382.

[28] 蔚波.消化不良的食疗汤[J].食品与健康,2000(10):41.

[29] 李亦龙,尚铂昊,王建辉,等.荷叶活性成分及其药理功能研究进展[J].食品与机械,2022,38(12):218-225.

［30］许从莲,张琳.浅谈荷叶的作用[J].内蒙古中医药,2012,31(11):118.

［31］王振兴,杨金梅,张志斌,等.绞股蓝的化学成分及其生物活性研究进展[J].南方农业学报,2023,54(06):1741-1752.

［32］王昭博,张伟,乔丽萍,等.重构本草——泽兰[J].吉林中医药,2024,44(03):339-341.

［33］徐桂荣,栾娜,徐臣.泽兰药食两用价值的开发利用[J].医药产业资讯,2006(17):266.

［34］李云虎.七款食疗方,帮你告别脂肪肝[J].大众健康,2021,(03):68.

［35］梁兆松.健脾明目莫忘苍术[J].家庭医学,2022,(03):52-53.

［36］田贤,韩宝银.山药药食保健功能及开发利用研究进展[J].中医药导报,2023,29(01):108-111.

［37］吕选民,常钰曼.柴草瓜果篇 第82讲 山药[J].中国乡村医药,2022,29(09):5-7.

［38］王苗,张荣榕,马馨桐,等.中药薤白药食同源功效探析[J].亚太传统医药,2020,16(06):195-201.

［39］姚晨思,张伟,罗金丽.重构本草——山楂[J].吉林中医药,2023,43(04):455-458.

［40］夏乐敏.山楂食疗调血脂[J].家庭百事通,2021,(02):43.

［41］洪梦杰,柏超凡,辛明杰,等.菊花活性成分及药理作用研究进展[J].农业与技术,2024,44(03):18-21.

［42］何方.菊花茶食疗九则[J].农村新技术,2014(06):66.

［43］李金金,罗长浩.中药决明子有效成分、药理作用与发展前景[J].农产品加工,2018(17):71-72+76.

［44］陈文贵.高脂血症食疗五款[J].家庭医学,2017,(05):38.

［45］郭芳,顾哲,贾训利,等.药用植物姜黄的研究进展[J].安徽农业科学,2022,50(16):14-19.

［46］张亚亨,杨雪军.中药玉米须的现代药理研究及临床应用进展[J].上海中医药大学学报,2022,36(S1):287-290.